Carl-Auer
Fachbücher für jede:n

Helke Bruchhaus Steinert

WENN DIE SEXUALITÄT STREIKT

SEXUALSTÖRUNGEN ERKENNEN, VERSTEHEN, LÖSEN

2022

Reihe »Fachbücher für jede:n«
Reihengestaltung und Satz: Nicola Graf, Freinsheim, www.nicola-graf.com
Umschlaggestaltung: B. Charlotte Ulrich
Umschlagfoto: © pnetzer / photocase.de
Redaktion: Veronika Licher
Printed in Germany
Druck und Bindung: CPI books GmbH, Leck

MIX
Papier | Fördert gute Waldnutzung
FSC® C083411
www.fsc.org

CPI klimaneutral
Mehr Bäume.Weniger CO_2

Erste Auflage, 2022
ISBN 978-3-8497-0448-3 (Printversion)
ISBN 978-3-8497-8400-3 (ePUB)

Bibliografische Information der Deutschen Nationalbibliothek:
Die Deutsche Nationalbibliothek verzeichnet diese Publikation in der Deutschen Nationalbibliografie; detaillierte bibliografische Daten sind im Internet über http://dnb.d-nb.de abrufbar.

Informationen zu unserem gesamten Programm, unseren Autoren und zum Verlag finden Sie unter: **www.carl-auer.de**.
Dort können Sie auch unseren Newsletter abonnieren.

Carl-Auer Verlag GmbH
Vangerowstraße 14 · 69115 Heidelberg
Tel. +49 6221 6438-0 · Fax +49 6221 6438-22
info@carl-auer.de

Vorwort

Das Thema Sexualität ist in vielen ihrer Facetten heute allgegenwärtig. Die Bandbreite der Diskussionen reicht von weiterer sozialer Anerkennung der Vielfalt sexueller Ausdrucksformen bis hin zum besseren Schutz von Kindern und Jugendlichen vor Pornografie, von der Aufhebung der binären Geschlechtsdefinition in »männlich–weiblich« bis hin zu Fragen, was in der Reproduktionsmedizin möglich ist und erlaubt sein soll. Die Liberalisierung und die gewonnenen Freiheiten sind selbstverständlich zu begrüßen. Dem steht aber das menschliche Bedürfnis nach Sicherheit, Halt und Zugehörigkeit gegenüber. Dabei kann die Orientierung des Einzelnen verloren gehen und seine Verunsicherung wird groß. Wo grundsätzlich vieles erlaubt ist, wird einiges zudem zum (neuen) Anspruch. Muss ich Oralsex mögen? Bin ich verklemmt, wenn ich keinen Analsex mag? Ist es normal, wenn ...? Die Frage nach dem, was normal ist oder sein sollte, ist eine der häufigsten im klinischen Alltag. In einer Partnerschaft will fast immer ein Partner häufiger Sex als der andere. Ist jetzt einer gestört? Wessen Bedürfnisse sind nun normal? Ist es nicht normal, dass Partner unterschiedliche Bedürfnisse haben?

Hilft überhaupt eine solche Polarisierung zwischen normal und gestört für unser Verständnis der komplexen Wechselwirkungen, in denen Menschen ihre Sexualität erleben? Nach wie vor leben die meisten Menschen ihre Sexualität in verbindlichen Partnerschaften, die meist aus Liebe eingegangen werden. Liebe und Sexualität sind also eng verknüpft. In der ersten Phase der Verliebtheit ist meist die sexuelle Anziehung und das Begehren groß. In einer verbindlichen Beziehung spielen später häufig weitere Bedürfnisse eine größere Rolle. Dazu zählen etwa der Wunsch nach Sicherheit, Wertschätzung, Zugehörigkeit, Zuverlässigkeit oder Unterstützung.

Die Bedeutung der gemeinsamen Sexualität verändert sich im Laufe einer Beziehung. Die Sexualität ist über die Zeit nicht mehr nur von der Neugierde bestimmt, sondern sie bestätigt die Exklusivität der Beziehung und grenzt sie von anderen, wie z. B. Freundschaften, ab. Damit treten aber auch Ängste (wieder) auf, den anderen verlieren zu können. Partner bemühen sich dann stärker, auf die

Bedürfnisse des anderen einzugehen. Vermehrt Rücksicht auf den anderen zu nehmen, heißt aber oft, die eigenen Wünsche hintanzustellen. Die Sexualität läuft Gefahr, sich in Routine und Vorhersehbarkeit zu verlieren. Risikobereitschaft, Neugierde und Offenheit, ja die Bereitschaft, sich »zu zeigen«, und die Fähigkeit, für eigene Bedürfnisse einzustehen, auch wenn der andere darauf negativ reagieren könnte, sind aber wesentliche »Zutaten« einer lebendigen Sexualität.

Am Anfang ist es für viele Menschen einfacher, sie selbst zu sein, weil sie »noch nichts zu verlieren haben«. Manchmal ist sogar die Fantasie der Ungebundenheit sexuell stimulierend. Eine Patientin hat es einmal so ausgedrückt: »Ich habe so lange mit einem Partner guten Sex, solange ich das Gefühl habe, ich kann jederzeit gehen. Nun habe ich den besten Mann der Welt. Er ist fürsorglich und trägt mich auf Händen. Ich bin endlich angekommen. Aber ich habe keine Lust, mit ihm Sex zu haben.« Zum Verständnis dieses Erlebens ist es wichtig, herauszufinden, welche anderen Bedürfnisse und eventuellen Ängste diese Frau mit einer verbindlichen Beziehung in Zusammenhang bringt. Es könnte sein, dass sie Angst davor hat, in einer engen Beziehung erdrückt zu werden, so lieb ihr die Zuwendung ihres Mannes auch ist. Oder sie unterdrückt Gefühle wie Ärger oder Wut gegenüber ihrem Mann, weil sie ihn gar nicht immer so selbstlos erlebt, er aber Kritik nicht verträgt. So kann die sexuelle Lustlosigkeit ihre Möglichkeit sein, zu sagen: »Ich brauche Luft zum Atmen und dazu, ich selber sein zu dürfen.«

Wir Menschen leben unsere Sexualität in einem Spannungsfeld verschiedener, oft auch gegensätzlicher emotionaler Bedürfnisse. Dies anzuerkennen ist ein wichtiger erster Schritt. Dann lässt sich fragen: Welches Verhalten, welche Einstellungen und Werte helfen dabei, Lösungen im Umgang mit den Dilemmata der Sexualität zu finden? Und was kann man von einer Sexual- oder Paartherapie erwarten?

Ich bin Fachärztin für Psychiatrie und Psychotherapie, Paar- und Sexualtherapeutin in eigener Praxis. Die Menschen, die meine Hilfe suchen, leiden unter ihren sexuellen Problemen als Individuen und/oder als Partner in ihren Beziehungen. Die Beeinträchtigung der

Lebensqualität durch das Problem ist oft groß. Das gilt es zu würdigen. Patienten haben meist schon vieles versucht. Mit Respekt, Interesse und Wertschätzung soll ihren Anliegen begegnet werden. In der Therapie begeben sich Therapeut und Klienten auf die gemeinsame Suche nach einem vertieften Verständnis ihres Leidens. Erst damit lassen sich neue Lösungswege erschließen.

Im vorliegenden Band werden zuerst die häufigsten klinischen sexuellen Störungsbilder beschrieben. Dies geschieht nicht ohne eine kritische Reflexion darüber, wann ein Problem zur Störung wird. Denn sexuelle Schwierigkeiten treten regelhaft im Lauf des Lebens auf und sind nicht per se als Störung zu bezeichnen. Dennoch ist es hilfreich zu erkennen, wann ein vorübergehendes Problem zur ernsthaften Störung wird. Das Störungsverständnis spiegelt dabei den gesellschaftlichen Wandel im Umgang mit Sexualität wider und schließt wissenschaftliche Erkenntnisse ein. Schließlich ist auch nicht außer Acht zu lassen, dass die Definition eines Leidens als Krankheit eine Voraussetzung dafür ist, dass die Abklärung und Behandlung von Krankenversicherungen übernommen werden kann.

Im Kapitel »Sexualstörungen verstehen« werden hilfreiche Konzepte vorgestellt, die zum Verständnis der Sexualität und ihrer Störungen beitragen. Der größte Teil des Bandes ist im Kapitel »Sexualstörungen lösen« den Interventionen gewidmet, wie sie sich in der praktischen Arbeit bewährt haben und von den Klienten als hilfreich erlebt wurden. Zahlreiche Interventionen entstammen der therapeutischen Arbeit mit Paaren. Die Zusammenstellung erhebt selbstverständlich keinen Anspruch auf Vollständigkeit.

Die Liberalisierung der letzten Jahrzehnte hat zwar grundsätzlich zu einer breiteren gesellschaftlichen Akzeptanz von Homosexualität und anderen sexuellen Orientierungen geführt. Dennoch bleibt unbestritten, dass homosexuell orientierte Menschen es nochmals schwerer haben, ihre Sexualität unbeschwert, offen und sicher leben zu können. Allein schon das Coming-out stellt je nach Lebenskontext eine große Herausforderung dar. Nach wie vor sind Homosexuelle mit Vorurteilen konfrontiert oder erleben Gewalt aufgrund ihrer Homosexualität. Diese besonderen äußeren Rahmenbedingungen als erschwerende Faktoren mitzubedenken, gehört zur therapeutischen Sorgfalt.

Die Konflikte rund um Lust und Sexualität bei homosexuellen Paaren, die in einer verbindlichen Partnerschaft leben, ähneln aber denen bei heterosexuellen Paaren. Die Probleme betreffen den Verlust der Lust, unterschiedliche Wünsche der Partner, das Ausbalancieren von Nähe und Distanz, Verletzungen durch Außenbeziehungen, die Bewältigung schwerer Erkrankungen oder die Angst, den Partner zu verlieren. Es geht um Fragen der offenen Kommunikation, der Konfrontationsbereitschaft, der Sehnsucht nach Zugehörigkeit und der Angst davor, jemanden zu verlieren. Insofern kann das, was im Folgenden für heterosexuelle Paare dargestellt wird, immer auch ein Thema homosexueller Paare sein.

Dieses Buch ist für Sie als Interessierte und Betroffene geschrieben. Mein Ziel ist es, Ihnen Wissen im Kontext sexueller Probleme zu vermitteln, Richtungen für Lösungswege zu skizzieren und eine Vorstellung davon zu ermöglichen, was Sie in einer systemisch orientierten Sexualtherapie, sei es im Einzel- oder im Paarsetting, erwarten können.

Viele Betroffene suchen in meiner Praxis einerseits Hilfe in einer Paartherapie. Andererseits fokussiert die Systemische Therapie weniger auf das Leiden des Individuums an sich als vielmehr auf die Bedeutung der Störung für eine gelingende und glückliche Beziehungsgestaltung.

Sie werden als Leser und Leserin an einigen Stellen im Buch direkt mit Fragen, die zum jeweiligen Kapitel passen, angesprochen. Die Stellen sind eingerahmt. Bitte verstehen Sie diese direkte Anrede als Einladung, innezuhalten und sich über Ihr eigenes Erleben und Ihre Befindlichkeit Gedanken zu machen.

Alle Patientendaten sind so anonymisiert, dass keinerlei Rückschlüsse auf die Identität der Personen möglich sind. In den Fallbeispielen habe ich den Klienten zur besseren Lesbarkeit fiktive Vornamen gegeben. In der Praxis sieze ich meine Patientinnen und Patienten selbstverständlich. Zugunsten des angenehmen Lesens benutze ich in losem Wechsel die männliche wie weibliche Geschlechtsbezeichnung. Gemeint sind selbstverständlich immer alle Geschlechter.

1 SEXUALSTÖRUNGEN ERKENNEN

> *Wir sind alle aus den gleichen Teilen gemacht, aber in jedem von uns sind sie auf einzigartige Weise zusammengesetzt, die sich noch dazu im Laufe des Lebens verändert.*
>
> *Emily Nagoski*[1]

Die Sexualität des Menschen wird bestimmt durch biologische, psychologische, interaktionelle und soziale Komponenten. Sie kennt viele Ausdrucksformen, ist höchstpersönlich und so verschieden wie unsere Körpergröße oder unser Fingerabdruck. Die Entwicklung der Sexualität jeder Person wird bestimmt durch ihre genetischen Anlagen, durch ihre Erfahrungen, wie ihre elementaren und emotionalen Bedürfnisse erfüllt wurden, was ihr zu Geschlechterrollen und Körperlichkeit von wichtigen Bezugspersonen und ihrem kulturellen Umfeld vermittelt wurde, was den Anfang der eigenen sexuellen Aktivität kennzeichnet und die Erlebnisse in Bezug auf Erotik, Sexualität und Beziehungen ausmacht. Es gibt sexuelle Ausdrucksformen, die sehr häufig anzutreffen sind. Dennoch setzen sich die

1 Nagoski, E. (2015): Komm, wie du willst. München (Knaur).

gleichen Puzzleteile in jeder Biografie anders zusammen und jeder Mensch ist in seiner Sexualität einzigartig.

Was ist schon normal?

Eine selbstbestimmte Sexualität zählt heute zu den Grundrechten eines jeden Menschen. Sexualität umspannt Themen wie Sex im engeren Sinne, geschlechtsspezifische Identitäten und Rollen (»Was macht mich als Mann oder Frau aus?«), die sexuelle Orientierung (»Erlebe ich mich als Mann oder Frau?«) ebenso wie die Fortpflanzung. Sexuelles Erleben kennt viele Facetten und ist verbunden mit Erotik, körperlichem Vergnügen und Intimität. Es drückt sich in Fantasien, Gedanken und Wünschen ebenso wie in Werten, Verhaltensweisen und Praktiken aus.

In den letzten Jahrzehnten hat die Sexualität eine große Liberalisierung erfahren. Themen rund um die Sexualität und sexuelle Gesundheit gehören in den schulischen Lehrplan. Eine positive und respektvolle Haltung zur Sexualität wird angestrebt. Sie sollte frei von Diskriminierung, Gewalt und Zwang sein, schreibt die WHO in ihrer Definition von sexueller Gesundheit.[2]

Die Sexualität eines Menschen umspannt weit mehr als den sexuellen Akt mit Koitus und Orgasmus. Sie dient dem körperlichen Vergnügen und der Fortpflanzung und wird ebenso als Ausdruck zwischenmenschlicher, bedeutungsvoller Kommunikation in nahen, intimen Beziehungen angesehen. Eine aktive Sexualität ist gut für die Gesundheit! Sexuell aktive Menschen sind weniger krank, leiden weniger an körperlichen und psychischen Störungen und leben länger.

Liberalere Ausdrucksformen von Sexualität sind heute selbstverständlicher geworden. Wenn man gerade Single ist, erlaubt man sich z. B. unverbindlichen Sex mit einem guten Freund (»friends with benefits«). Wenn Partner zusammenbleiben wollen, aber sexuell unterschiedliche Interessen haben, vereinbaren sie eine sexuell offene Beziehung. Auch das Konzept der Polyamorie, in dem mehrere Liebesbeziehungen zur selben Zeit unterhalten werden, ist ein Versuch, Sexualität und Intimität aus dem Korsett der Monogamie zu

2 WHO (2016): Defining sexual health. Verfügbar unter: http://www.who.int/reproductivehealth/topics/sexual_health/sh_definitions/en/ [7.1.2019].

lösen. Das Modell der monogamen Beziehung wurde und wird immer wieder hinterfragt. Wissenschaftliche Ansätze argumentieren, dass die monogame Lebensform im Grunde nicht zum Menschen passe. Dennoch gehören für die meisten Menschen Sexualität und verbindliche Beziehung heute immer noch eng zusammen. Eine aktive Sexualität gehört – wenn immer möglich – zu einer erfüllenden Liebesbeziehung und sie grenzt sie gleichzeitig zu anderen nahen Freundschaften ab. Sex in der Liebesbeziehung ist in diesem Sinne inklusiv und exklusiv in einem.

Die Begriffe »Sex« und »Sexualität« werden im alltäglichen Sprachgebrauch oft synonym verwendet. »Sex« meint erst einmal nur »das Geschlecht«, also männlich, weiblich oder unbestimmt. Wenn wir von »Sex« sprechen, meinen wir aber umgangssprachlich meistens den sexuellen Akt im engeren Sinne, also mit Koitus und vaginaler Penetration. So heißt es »Sex haben« oder »Sex machen«. Umgekehrt argumentieren Personen, die intensiv mit einer Kollegin geflirtet oder in Chats erotische Gedanken und Gefühle mit einer anderen Person ausgetauscht haben, sie hätten ja keinen Sex gehabt, und deshalb sei ihr Handeln auch keine Untreue.

Unter dem Begriff »Sexualität« wird demgegenüber meist ein umfassenderes Erleben, das den Menschen ganzheitlich erfasst, verstanden. Nicht nur die Funktion, also: »Kann ich Sex machen?«, sondern das Gefühl für die eigene sexuelle und nicht sexuelle Identität steht im Zentrum: »Welchen Sex möchte ich und welchen nicht?« Es geht dabei um Fragen der Art:

- »Wie erlebe ich mich als Mann oder Frau?«
- »Fühle ich mich von Frauen oder Männern angezogen oder von beiden?«
- »Was mag ich sexuell und was nicht?«
- »Wie gut kenne ich meine sexuellen Bedürfnisse schon?«
- »Welche Fantasien erregen mich?«
- »Was kann ich besonders gut?«
- »Wann fühle ich mich sicher, wann unsicher?«
- »Würde ich von mir sagen, ich sei selbstbewusst?«

- »Werden meine Wünsche beachtet?«
- »Welche Erfahrungen prägen mich durch meine familiäre Herkunft?«
- »Versuche ich vor allem, anderen Menschen zu gefallen, oder kann ich es gut aushalten, auch mal Kritik zu bekommen?«

Die Ausgestaltung der Sexualität im Erwachsenenalter beginnt bereits mit den Erfahrungen in der Kindheit, wie in der eigenen Biografie die emotionalen Bedürfnisse von den wichtigen Bezugspersonen beantwortet wurden. Das heißt, viele Aspekte der Sexualität werden auch durch nicht sexuelle Erfahrungen geprägt.

Problem versus Krankheit

Wann eine sexuelle Störung als Problem und wann als Krankheit anzusehen ist, ist oft nicht einfach zu beantworten. Ein Problem wird eher als vorübergehend und weniger einschneidend betrachtet, eine Krankheit als schwerer. Und eine Krankheit erlaubt die Inanspruchnahme professioneller, ärztlicher oder therapeutischer Hilfe. Zudem muss für die Leistungspflicht durch die Krankenkassen eine Krankheit vorliegen und nicht nur ein Problem vorhanden sein.

Aus einem Problem kann aber durchaus ein Leiden werden, was unter bestimmten Kriterien als Krankheit eingestuft werden kann. Entscheidend für die Einordnung als Krankheit sind zum einen der subjektive Leidensdruck der Betroffenen (der Person selbst, aber auch des Partners) und zum anderen das Ausmaß der Beeinträchtigung der sexuellen Funktion, d.h., wie oft tritt die Störung auf, bei jedem Versuch, Sex zu haben, oder nur gelegentlich? Sexuelle Probleme haben fast immer Auswirkungen auf Partner und Partnerinnen. Sie führen nicht selten zu ernsten Beziehungsstörungen. Umgekehrt führen Beziehungsstörungen wie anhaltende Konflikte, Enttäuschungen, mangelnde Wertschätzung und Anerkennung nicht selten zu sexuellen Funktionsstörungen. Gerade hinter Problemen mit der Lust stecken oft unausgesprochene Wünsche oder verletzte Gefühle, die in nicht sexuellen Bereichen der Partnerschaft entstanden sind.

HELENA und **JAKOB** sind beide Ende 50. Sie sind seit 25 Jahren zusammen und leben eine traditionelle Rollenverteilung in ihrer Familie, d.h., er hat 100 % gearbeitet und sie hat die Familienaufgaben und den Haushalt übernommen. Heute arbeitet sie in einem kleinen Pensum. Die gemeinsame Tochter ist Anfang 20 und vor Kurzem ausgezogen. Helena stammt aus Schweden, ist eine lebendige Frau, manchmal laut und emotional. Jakob ist Schweizer und in einer Familie aufgewachsen, in der Leistung und Erfolg wichtig waren. Wünsche anderer erlebt er rasch als Forderungen an ihn und fühlt sich überfordert. »Das wird mir alles zu viel!« Wegen Umstrukturierungen ist gegenwärtig seine Stelle gefährdet, was ihn zusätzlich belastet. Er leidet unter depressiven Verstimmungen, ist oft müde und zieht sich zurück, auch sexuell. Er spüre einfach keine Lust mehr und immer wieder mal treten auch Erektionsprobleme auf. Helena gegenüber beklagt er sich, dass sie oft viel zu laut rede, sich über seine mangelnde Energie beklage und ständig was erleben wolle. Sie nehme einfach keine Rücksicht auf seine geringe Belastbarkeit. Er wisse nicht, wie lange er das noch aushalte.

Vor fünf Jahren hatte er eine kurze Affäre mit einer Bekannten. Sie gingen in eine Paartherapie und danach belebte sich das Sexualleben. »Wir hatten den besten Sex seit Jahren«, sagt Helena. Jetzt herrscht wieder Flaute. Helena vermisst den Sex mit ihrem Mann. Für sie ist der Sex miteinander wichtig. Sie verstehe nicht, was los sei, denn der Sex sei am Anfang der Beziehung doch gut gewesen. Sie erlebt sich im Sex frei, lebendig und unbeschwert. Das gibt ihr Energie – gerade bei den vielen Sorgen der beiden. Sie bemüht sich immer wieder, auf ihren Mann einzugehen und sich mehr »im Griff« zu behalten, d. h., ihn zu schonen. Aber manchmal gehe einfach »ihr Temperament mit ihr« durch, d. h., sie sei laut und mache ihm Vorwürfe. Er solle das doch nicht so ernst nehmen. Sie meine das doch gar nicht vorwurfsvoll. Manchmal sei er bloß so negativ und sie vermisse das Positive.

Das Paar kommt in die Sexualtherapie auf Helenas Initiative hin. Sie erhofft sich, dass der eingeschlafenen Sexualität durch ein paar Tipps etwas auf die Sprünge geholfen werden könnte. Jakob bringt im geschützten Rahmen des therapeutischen Gesprächs seine Unzufriedenheit und Enttäuschung mit der Beziehung zum

> Ausdruck und stellt die Beziehung zudem generell infrage. Das anhaltende Gefühl, nicht zu genügen, erschöpfe ihn einfach. Helena rutscht in eine schwere Krise, da für sie völlig unerwartet der Fortbestand der Beziehung gefährdet ist. Helena versucht voller Angst die Beziehung zu retten, indem sie ihre sexuellen Wünsche ebenso wie ihre Emotionalität ganz zurücknimmt.

Die individuelle psychische Befindlichkeit und Beziehungswünsche sind oft eng mit sexuellen Problemen verwoben und sollten nicht losgelöst voneinander betrachtet werden. Der Mann in diesem Beispiel leidet möglicherweise unter einer ernsthaften depressiven Episode, die ihren Ursprung in dem anhaltenden Gefühl hat, nicht zu genügen. Sexueller Libidoverlust gilt als Störungskriterium einer Depression. So ließe sich das sexuelle Symptom als Ausdruck des depressiven Erlebens ansehen, das die Ehefrau mit belastet. Oder hat der Mann eine sexuelle Luststörung, weil er sich in der Beziehung so frustriert fühlt? Sollte hier also zuerst die Depression des Mannes behandelt werden, weil das die zugrundeliegende Störung ist? Oder sollte die Beziehungsproblematik angegangen werden? Was wäre der Gewinn, wenn beide Aspekte in ihrem wechselseitigen Einfluss betrachtet würden? In der Haltung eines »Sowohl-als-auch« könnte das Erleben beider Partner m. E. besser anerkannt werden. Denn beide Partner leiden in einem erheblichen Ausmaß. Und die Frau ist hier diejenige, die die Initiative übernimmt und Hilfe sucht.

Ein weiteres Beispiel, das die Schwierigkeit der Abgrenzung von »individueller Krankheit« und »situativem Problem« verdeutlicht, ist der vorzeitige Samenerguss. Der Samenerguss wird oft erst dadurch »vorzeitig«, dass er für die Erregung und Befriedigung der Partnerin zu früh ist. »Er kommt immer zu früh, da bin ich noch gar nicht richtig erregt. Das ist frustrierend.« Derselbe Mann wird bei der Masturbation seinen Samenerguss selten als »vorzeitig« erleben, höchstens als »schnell«. Die rasche Erregbarkeit ließe sich sogar als besondere Fähigkeit lesen, »richtig schnell erregbar zu sein«. Aber was ist das Problem im Zusammenspiel mit seiner Partnerin?

Ein vorzeitiger Samenerguss tritt z. B. bei vielen Jugendlichen auf. Der Testosteronspiegel ist hoch, die körperliche sexuelle Erregung tritt schnell ein. Am Anfang der sexuellen Aktivität ist der Jugendliche noch ungeübter in der Kontrolle seiner Erregbarkeit und unerfahrener mit einer Partnerin oder einem Partner. Man würde beruhigen und sagen, der junge Mann muss sich und die anderen noch besser kennenlernen. So würde der vorzeitige Samenerguss als vorübergehendes, normales Phänomen betrachtet.

Es kann aber auch sein, dass der Mann Angst hat, im Sex mit seiner Partnerin nicht »gut genug« zu sein, sich unter Druck setzt, sich kaum Zeit und Muße für ein erotisches Spiel zugesteht und so seine Erregung rasch in den Orgasmus mündet. Vielleicht glaubt er auch, dass seine Partnerin den Sex mit ihm nicht mag und er sich »rasch holen muss, was er braucht«. All solche Gedanken spielen bei der Masturbation aber gar keine Rolle.

Ebenso können z. B. Frauen mit einer sogenannten Luststörung durchaus Lust und Erregung empfinden, wenn der Partner die Initiative ergreift und ausreichend Zeit für das Liebesspiel eingeräumt wird. Aber sie selbst kämen kaum auf die Idee, Sex zu initiieren. Ist das nun wirklich eine Luststörung? Wir wissen heute aus wissenschaftlichen Untersuchungen gut, dass bei der sexuellen Lust viele nicht sexuelle Faktoren eine große Rolle spielen. Was befeuert die Lust und was bremst sie aus? Darauf wird im Kapitel »Sexualstörungen verstehen« noch vertieft eingegangen werden.

Probleme mit der Sexualität kommen praktisch in jedem Leben und in jeder Beziehung als vorübergehendes Phänomen vor. Deshalb sind nicht alle Probleme sofort Störungen. Nach der Geburt eines Kindes, unter beruflichen oder familiären Belastungen, bei körperlichen oder psychischen Erkrankungen, durch ein Medikament, das eingenommen werden muss, oder im höheren Alter kommen sexuelle Probleme häufig vor. Sie sind oft vorübergehend und für die meisten Menschen gehören sie zum Leben. Sie vertrauen darauf, dass sich wieder bessere Zeiten einstellen, oder sie stellen sich auf die Einschränkungen ein, z. B. wenn sie als Folge des Alters oder einer ernsten Erkrankung aufgetreten sind. Bleiben die sexuellen Probleme aber bestehen und belasten die Partnerschaft, können die Partner oft ohne professionelle Hilfe nicht mehr aus dem problematischen Zirkel herausfinden. Dann sollte das Problem als ernste

Störung eingestuft werden, für dessen Lösung die Hilfe durch einen Experten sinnvoll ist.

Es kommt auch vor, dass sich eine Person aufgrund ihrer sexuellen Probleme gar nicht traut, eine Beziehung zu einem Partner oder einer Partnerin aufzunehmen, obwohl sie das gerne würde. Die Personen leiden so stark unter ihren sexuellen Problemen, dass sie deshalb therapeutische Hilfe aufsuchen.

Es heißt, es werde nie so viel gelogen, als wenn es um die Sexualität geht. Es ist durchaus angebracht, Zahlen und Aussagen kritisch zu lesen. Dennoch ist unbestritten, dass zahlreiche Menschen an, mit und in ihrer Sexualität leiden. Nicht immer wird klar zwischen Problem und beeinträchtigendem Leiden unterschieden. In wissenschaftlichen Untersuchungen, in denen nach dem Auftreten sexueller Schwierigkeiten gefragt wurde, bejahten über 40 % der Frauen und über 30 % der Männer sexuelle Probleme. Wurde aber zusätzlich nach dem persönlichen Leiden und relevanten Belastungen für die Partnerschaft gefragt, sank diese Zahl auf 10 bis 11 %. 2020 erst wurden in Deutschland fast 5000 Männer und Frauen – ausgewählt in einer repräsentativen Stichprobe – zu sexuellen Problemen befragt. 33 % der Männer und 46 % der Frauen gaben sexuelle Probleme an. 17 % der Frauen und 13 % der Männer litten so stark unter ihren Problemen, dass ihr Leiden als ernste Störung eingeordnet werden konnte. Störungen an und mit der Sexualität sind also weitverbreitet und verursachen erhebliches Leiden. Im Vergleich zu anderen psychischen Störungen ist das eine hohe Zahl.

Die häufigsten Probleme, die Anlass für eine Therapie oder Beratung sind, drehen sich um folgende Themen:

1. die Häufigkeit des Geschlechtsverkehrs; ein Partner – in—zwi—schen nicht immer der Mann! – möchte öfter Sex als der andere
2. eine sexuelle Funktionsstörung, die eine unbeschwerte sexuelle Interaktion für einen oder oft beide Partner verhindert
3. eine Verletzung der intimen Exklusivität, wie sie z. B. durch eine Außenbeziehung, einen exzessiven Pornografiekonsum oder Kontakte in expliziten Sexforen ausgelöst werden kann.

Wann aber sollte professionelle Hilfe gesucht werden?

Wie gesagt, ist der persönliche Leidensdruck das allerwichtigste Kriterium. Wenn eine Person unter ihrem sexuellen Problem subjektiv so stark leidet, dass sie sich nicht mehr freuen kann, dass sie sich in ihrem Alltag nicht mehr gut auf andere wichtige Aufgaben konzentrieren kann oder dass sie sich von Partnern, Freunden und Bekannten zurückzieht bzw. keine neuen Kontakte aufnimmt, dann sollte die Person therapeutische Hilfe suchen. Wenn ein Problem solche Ausmaße annimmt, geht es in der Regel nicht mehr von alleine weg.

Definition einer sexuellen Funktionsstörung – zusammengefasst aus den gängigen diagnostischen Manualen (ICD-11, DSM-5):

Eine sexuelle Funktionsstörung, die nicht durch eine körperliche Erkrankung, als Folge einer Operation oder als Nebenwirkung einer Medikation erklärt werden kann, liegt dann vor, wenn die Person unter der Problematik subjektiv erheblich leidet und gegebenenfalls auch eine ernste Belastung für die Partnerschaft daraus erwächst. Die Beschwerden müssen über eine Dauer von mindestens sechs Monaten bestehen und in mehr als Dreiviertel der sexuellen Begegnungen auftreten.

Der subjektive Leidensdruck ist dabei das wichtigste Kriterium. Eine Person, die kein sexuelles Verlangen spürt, aber darunter nicht leidet, hat keine Störung. So wird Asexualität heute immer mehr als eigenständige sexuelle Orientierung angesehen.

Im Folgenden möchte ich die sexuellen Funktionsstörungen beschreiben, die im klinischen Alltag häufig vorkommen. Auf die komplexen Themen der Geschlechtsidentität (Genderthema) und der Auswirkungen sexueller Traumatisierungen wird hier nicht eingegangen. Die Folgen sexueller Traumatisierungen werden z. B. in dem Band *Posttraumatische Belastung bei Kindern und Jugendlichen* von Alexander Korittko[3] kompetent dargestellt.

3 Korittko, A. (2021): Posttraumatische Belastung bei Kindern und Jugendlichen. Heidelberg (Carl-Auer).

Der Frust mit der Lust

Am häufigsten sind heute Störungen rund um die Lust, sogenannte Appetenz- oder Luststörungen. Damit ist meistens ein Mangel oder Verlust sexuellen Interesses gemeint. Ein Verlust sexuellen Interesses ist bei Frauen häufiger als bei Männern. Allerdings holen die Männer auf. In einer Spezialambulanz stellte sich 2012 fast jede zweite Frau und jeder sechste Mann mit dem Problem Lustlosigkeit vor.[4]

»Meine Frau hat gar keine Lust mehr. Ich war schon immer der, der mehr Sex wollte. Aber jetzt ist's auf dem Nullpunkt bei ihr. Das ist doch nicht normal«, »Mein Mann ist seit Monaten so überlastet. Wenn ich mal mit ihm schlafen will, wendet er sich ab, weil er schon müde ist. Ich weiß nicht mehr, was tun«, »Jetzt leben wir endlich nach der langen Durststrecke der Fernbeziehung zusammen und jetzt haben wir noch seltener Sex als vorher«: Solche Klagen sind allgegenwärtig, wenn es um die »richtige« Lust geht. Hinter solchen paarbezogenen Konflikten steckt oft die Fehlannahme, es gebe ein normales und richtiges Niveau sexueller Lust. Der Partner mit der geringeren sexuellen Lust ist dann der »kranke«. Sehr oft schreiben sich diese Partner selbst ihren Mangel an Lust als Defizit zu.

> **CHRISTINE** und **STEFAN** sind beide 43 Jahre alt, haben zusammen vier Kinder im Alter von 6 bis 14 Jahren. Sie sind differenziert, gehen respektvoll miteinander um und haben eine stimmige Rollenaufteilung in ihrem Familienleben. Christine beschreibt sich als pflichtbewusste Person, die die Dinge »gerne so macht, wie sie sich das vorstellt«. Sie hat als Jugendliche intensiv Sport betrieben. Noch heute bewegt sie sich gerne. Dabei fühlt sie sich lebendig. Stefan beschreibt sich als ruhigen, strukturierten Mann. Er genießt das Fahrradfahren, v. a. mit den Kindern. Sie lernten sich im Studium kennen. Die Planung ihrer beruflichen Karrieren stimmten sie von Anfang an mit ihren Familienwünschen ab. Ihr war Sex schon immer in ihrem Leben weniger wichtig, wenngleich sie mit ihren Partnern durchaus Sex hatte. Sie ist in der Sexualität mit Stefan selten die gewesen, die die Initiative übernommen hat.

4 Driemeyer, W. u. J. Signerski-Krieger (2013): Sexuelle Funktionsstörungen. *PiD – Psychotherapie im Dialog* 14 (02): 16–25.

Aber sie ließ sich meistens auf Sex ein, wenn er das wollte, und genoss den Sex, den sie hatten. Seit einigen Jahren aber verspüre sie kaum noch eine sexuelle Lust, weder Lust auf Stefan noch Lust, sich selbst zu befriedigen. Wenn es nur nach ihr ginge, würde sie wohl auf Sex verzichten. Aber sie sehe, dass das keine Lösung sei für sie als Paar. Stefan steht dem Problem hilflos gegenüber. Er will auf seine Frau Rücksicht nehmen, sie nicht zu etwas zwingen, was sie nicht selbst auch will. Aber er fühlt sich mit seinem sexuellen Verlangen alleingelassen und zurückgewiesen. Er hört immer ein »Nein«.

Wichtig ist es zu beachten, dass Lustlosigkeit nicht immer ein statischer Zustand von »keine Lust haben« ist, sondern oft Unterschiede in Bezug auf die sexuelle Lust beschreibt im Hinblick auf Häufigkeit und Kontext.

Im Wechselspiel der Bedürfnisse fühlt sich der Partner mit der größeren sexuellen Lust ausgebremst und zurückgewiesen. Er erlebt sich als jemand, der »zu viel« will. Er erhält auf seine Wünsche häufiger ein »Nein« als ein »Ja«. Mit der Zeit hört er nur noch das »Nein«, selbst wenn es durchaus einmal ein »Ja« gibt. Die Gefahr entsteht, dass er sich emotional und kommunikativ aus der Beziehung zurückzieht. Der Partner mit der geringeren Lust fühlt sich auf die unattraktive Position des »Neinsagers«, also des »Spielverderbers« reduziert. Er kommt gar nicht mehr dazu, seine eigene Lust zu spüren. Oft verteidigt er sich damit, dass ihm die Intimität in der Partnerschaft fehle. Das kann sich z. B. so anhören: »Ich würde ja schon wollen, aber wenn du dich gar nicht mehr bemühst um mich ...!« Beide Partner geraten in einen Zirkel gegenseitiger Vorwürfe und Schuldzuweisungen. Sie fühlen sich im Grunde unverstanden und für »nicht gut genug« befunden. Jeder Partner fühlt sich in seinen Bedürfnissen nicht gesehen und macht dafür den anderen verantwortlich. Dieser Teufelskreis verunmöglicht aber eine zugewandte Haltung, in der jeder dem anderen zeigen kann, wie wichtig er ihm ist.

Aufgrund wissenschaftlicher Erkenntnisse werden bei Frauen die Störung der sexuellen Lust und die Störung der Erregung inzwischen zusammengefasst und nicht mehr getrennt voneinander beschrieben. Die Wechselwirkung ist zu komplex, als dass eine unabhängige

Betrachtung Sinn machen würde. Frauen können sich auf eine sexuelle Aktivität einlassen und genital erregt reagieren, ohne Lust zu spüren. Mangelndes sexuelles Interesse führt also nicht unweigerlich zu einer Störung des körperlichen Erregungsablaufs. Andererseits beschreiben Frauen, dass sie sich nicht erregt fühlen, meinen aber im Grunde, dass sie kein sexuelles Verlangen spüren. Sie vermissen das Gefühl, Lust zu empfinden. Im Kapitel »Sexualstörungen verstehen« wird darauf noch eingegangen.

Probleme mit der Erregung

Am häufigsten sind Erektionsstörungen beim Mann, medizinisch als erektile Dysfunktion, abgekürzt ED, bezeichnet. Gemeint ist damit die Unfähigkeit, eine für eine vaginale Penetration notwendige Steifigkeit des Penis aufzubauen oder aufrechtzuerhalten. Erektionsstörungen können in jedem Alter auftreten. Mit höherem Alter treten sie deutlich häufiger auf. Grundsätzlich bleibt die Erektionsfähigkeit zwar bis ins hohe Alter erhalten, es braucht aber im Alter länger, bis sich eine ausreichende Steifigkeit bildet, und manchmal braucht es eine stärkere mechanische Stimulation des Gliedes. Oft sind im Alter andere medizinische Probleme wie z. B. Durchblutungsstörungen aufgrund von Bluthochdruck oder Diabetes, Adipositas, die Einnahme von Medikamenten u. a. m. für Erektionsprobleme verantwortlich. Heute helfen bei diesen Problemen zahlreiche Medikamente, wie z. B. PDE-5-Hemmer (z. B. Viagra®, Cialis®), die den Bluteinstrom in die Schwellkörper des Penis fördern. Sie wirken allerdings nur, wenn der Mann auch Lust hat.

Eine Erektionsstörung kann bereits in jungen Jahren auftreten, meist situativ im Kontext von großem Stress durch Belastungen oder Konflikte. Die körperliche Entspannung, die für eine Erektion notwendig wäre, ist durch die innere Anspannung beeinträchtigt. Wenn der Mann dann wiederholt erlebt, dass er seine Erektion verliert, kann sich daraus eine Angst, beim nächsten Mal zu versagen, entwickeln, die zu einer Vermeidung sexueller Aktivitäten führt. Damit werden aber auch die sexuellen Begegnungen seltener, in denen Mann sich als sexuell funktionsfähig erleben kann. Er wird noch mehr verunsichert, die sogenannte »Performance-Angst« entwickelt sich, die Angst wieder zu versagen. Es entsteht ein Teufelskreis aus Angst und Vermeidung.

> **CHRISTIAN,** 36 Jahre alt, ist sehr verunsichert, weil er im Sex mit seiner Partnerin einige Male die Erektion verlor. Bei der Masturbation tritt das Problem gar nicht auf. Allerdings vermeidet er es zu masturbieren, aus Angst, das könnte seine Standfestigkeit mit seiner Partnerin negativ beeinflussen. Als sportlicher, gesunder Mann schämt er sich dafür. Er kann sich das Problem nicht erklären. Er spüre doch, dass er seine Partnerin liebe und begehre. Mittlerweile geht er möglichen sexuellen Begegnungen aus dem Weg, schützt Arbeit vor, die er noch am Abend erledigen muss. Seine Partnerin, eine geduldige und verständnisvolle Person, bedrängt ihn nicht. Nur manchmal äußert sie sich frustriert, dass er kaum noch Sex suche. Er merke schon, wenn sie eigentlich mal wieder Lust auf Sex hätte, aber er habe Angst, darauf einzugehen, um sie nicht zu enttäuschen, wenn er seine Erektion wieder verliere. Er sehe, dass er was unternehmen müsse, wenn er die Beziehung erhalten will.

Der Orgasmus kommt nicht

Eine Orgasmusstörung tritt bei Frauen häufiger auf als bei Männern. Bei einer Orgasmusstörung ist es der Person unmöglich, zum sexuellen Höhepunkt zu kommen, oder der Orgasmus tritt nur stark verzögert ein. Wenn die Störung situativ auftritt, werden dafür meistens psychische Faktoren verantwortlich gemacht. Wenn eine Orgasmusstörung immer auftritt, sollten in jedem Fall körperliche Faktoren abgeklärt werden.

Frauen ist es oft weniger wichtig, zum Höhepunkt zu kommen. Sie genießen die Erregung und ihre Lust. Es ist wichtig zu wissen, dass nur wenige Frauen alleine durch eine vaginale Stimulation zum Orgasmus kommen. Die meisten Frauen gelangen durch die Stimulation der Klitoris zum Höhepunkt. Auch die Frauen, die die vaginale Stimulation für ihre Erregung schätzen, brauchen in aller Regel eine zusätzliche klitorale Stimulation, um zum Orgasmus zu gelangen.

Insofern ist es elementar wichtig, genau zu klären, ob die Stimulation im Sex auch so erfolgt, wie es für die Frau stimmig ist. Viele Frauen beschreiben in der Sprechstunde, dass sie im Sex mit ihrem Partner nicht zum Höhepunkt kommen, bei der Selbstbefriedigung aber sehr wohl. Hier liegt sicher keine Orgasmusstörung vor.

Mann kommt zu früh

Als vorzeitiger oder früher Samenerguss oder vorzeitige Ejakulation wird die Unfähigkeit des Mannes verstanden, die Ejakulation so zu kontrollieren, dass der Geschlechtsverkehr für beide Partner befriedigend ist. Heute wird immer öfter von »früher Ejakulation« gesprochen. Die meisten Männer mit einer frühen Ejakulation erleben ihre Masturbation als ungestört. Erst die sexuelle Interaktion mit einer Partnerin ist beeinträchtigt. Verantwortlich dafür ist oft der innere Druck zum Funktionieren, der sogenannte Performance-Druck. Der Mann erlebt sich für die Befriedigung der Partnerin verantwortlich: »Ich muss es bringen«. Damit steigt die Angst, nicht zu genügen. Wenn der Mann sich zu sehr auf den Samenerguss als Ausdruck seiner Funktions- und Leistungsfähigkeit konzentriert, entgleitet ihm die Kontrolle über seine Erregung, d. h. das Wechselspiel von Entspannung und Anspannung. Er ist nicht mehr bei sich, der Wahrnehmung seines Körpers, sondern zu sehr »im Kopf des Partners«.

Wie gesagt, erleben viele Jugendliche, die am Anfang ihrer sexuellen Erfahrung und unter hohen Testosteronspiegeln stehen, frühe Ejakulationen. Mit der Erfahrung, d. h., indem sie den eigenen Körper besser kennenlernen, gelingt ihnen immer mehr eine gute Steuerung der eigenen Erregung. Kritisiert wurde lange, dass es keine Kriterien für eine »normale« Zeitspanne zwischen Penetration und Ejakulation gab. Heute gilt eine Zeitspanne zwischen Penetration und Ejakulation von weniger als 60 Sekunden als leichte Form einer vorzeitigen Ejakulation. Von einer mittleren Form spricht man bei 15–30 Sekunden und von einer schweren, wenn die Ejakulation vor der Penetration, unmittelbar danach oder innerhalb von 15 Sekunden erfolgt.

Schmerzen beim Sex

Treten beim Geschlechtsverkehr wiederholt Schmerzen auf, sei es vor, während oder nach der Penetration, spricht man von einer Schmerz-Penetrationsstörung. Schmerzen beim Sex treten bei Frauen sehr viel häufiger auf als bei Männern. Die häufigsten Formen einer Schmerz-Penetrationsstörung sind die Dyspareunie (Schmerzen beim Geschlechtsverkehr) und der Vaginismus (unwillkürliche Verkrampfung der Beckenbodenmuskulatur).

Eine Ursache für Schmerzen beim Geschlechtsverkehr bei der Frau ist die mangelnde Feuchtigkeit der Schleimhaut der Vagina. Dies kommt häufig dann vor, wenn der Penis in die Vagina eindringt, ohne dass die Frau ausreichend erregt ist, wenn es also zu schnell geht. Schmerzen treten zudem bei verschiedenen somatischen Problemen wie Entzündungen im Genitalbereich, Schleimhautverletzungen, bei einem Östrogenmangel (nach der Menopause oder als Folge einer medikamentösen Tumorbehandlung) oder einer Endometriose auf. Bei Männern kommen Schmerzen z. B. bei einer Prostataentzündung vor. In der Regel verschwinden die Schmerzen, wenn die Ursache behandelt ist. Anhaltende Schmerzen haben häufig psychische Komponenten.

Beim Vaginismus verkrampft sich die Beckenbodenmuskulatur so stark, dass nichts in die Vagina eingeführt werden kann oder nur unter großen Schmerzen. Beim Geschlechtsverkehr ist eine Penetration unmöglich. Oft können weder Tampons noch ein Finger eingeführt werden. Eine vaginale Untersuchung bei der Gynäkologin kann nicht stattfinden.

Von primärem Vaginismus spricht man, wenn die Problematik bereits seit der Jugend besteht. Die betroffenen jungen Frauen leiden unter ihrer großen Angst vor der Penetration. Sie leben in festen Beziehungen und genießen Petting und andere Formen sexueller Aktivität. Die Partner sind oft rücksichtsvoll. Die Betroffenen suchen nicht selten erst dann eine Therapie auf, wenn ein Kinderwunsch aufkommt und die Penetration »notwendig« wird.

Heute wird immer häufiger ein sogenannter sekundären Vaginismus beobachtet. Diese Frauen hatten eine Zeit sexueller Aktivität mit Penetration. Der Vaginismus trat erst später im Laufe ihres

Lebens auf. Auf jeden Fall sollte bei einem sekundären Vaginismus eine gründliche körperliche Untersuchung erfolgen, um körperliche Ursachen zu behandeln oder auszuschließen.

> Nach der Geburt des zweiten Kindes vor zwei Jahren traten bei **MIRJAM** jedes Mal Schmerzen auf, wenn **PETER** beim Sex in sie eindringen wollte. Bis dahin erlebten die beiden eine zufriedenstellende Sexualität miteinander, regelmäßig, vertraut und gut. Beide bezeichnen sich als eher zurückhaltende, schüchterne Personen, insofern hätten sie auch im Sex »nicht so viel Verschiedenes« ausprobiert. Aber es habe für beide gestimmt. Mirjam wurde wegen der Schmerzen mehrfach gynäkologisch untersucht, aber es wurde nichts Ungewöhnliches festgestellt. Sie selbst sieht den Grund für ihre Schmerzen dennoch in einer Folge der Geburt: »Bei mir stimmt einfach was nicht mehr.« Wegen der Schmerzen hatten Peter und Mirjam kaum noch Sex und sie vermieden, dass er in sie einzudringen versuchte. Wenn sie sich gegenseitig manuell oder oral stimulierten, erlebten sie es als anstrengend und wie »Sex 2. Wahl«. Mirjam fürchtete sich vor den Schmerzen und Peter wollte seiner Frau auf keinen Fall wehtun. Beide wünschen sich sehr, wieder unbeschwert Sex mit einer Penetration haben zu können.

Ein Vaginismus ist in aller Regel gut zu behandeln. Darauf wird im Kapitel »Sexualstörungen lösen« näher eingegangen.

Gibt es ein »Zuviel« an Sex?

Diese Frage wird heute kontrovers diskutiert. Bisher wurde ein gesteigertes sexuelles Verlangen als Störung beschrieben. Mit der Begründung, dass im Zuge der Liberalisierung der Sexualität eine große Vielfalt sexuellen Verlangens als normal angesehen werden kann, wurde im DSM-5 ein gesteigertes sexuelles Verhalten als Störung gestrichen. Meine klinische Erfahrung und die anderer Sexologen und Sexualtherapeuten ist eine andere. Es stellen sich immer wieder Menschen, oft Männer, vor, die subjektiv unter ihrer »Sexsucht« oder den Belastungen, die ihr sexuelles Verhalten für ihre Beziehung mit sich bringt, leiden. Meistens tritt das gesteigerte sexuelle Verhalten im Zusammenhang mit ausgeprägtem Pornografiekonsum auf. Als Folge erlahmt das reale Sexleben mit der Partnerin, diese fühlt sich zurückgestoßen. Gegenüber den immer stärkeren sexuellen Reizen, die im Porno gewählt werden können, verlieren die erotischen Reize im realen Leben ihren sexuellen Stimulus. Zudem können weitere Lebensbereiche als Folge des gesteigerten Pornografiekonsums in Mitleidenschaft gezogen werden. Soziale Kontakte werden vernachlässigt und die Leistung am Arbeitsplatz ist gefährdet. Im Verlauf eines gesteigerten sexuellen Verlangens erleben die Klienten ihren Orgasmus zunehmend nicht mehr als befriedigend. Es entsteht ein kurzfristiger Spannungsabbau, dem rasch eine neue Spannung folgt. Daraus entsteht dann ein belastender Teufelskreis. Das wichtigste Kriterium für eine Einordnung als »Störung« ist der Kontrollverlust über die sexuellen Impulse und Gedanken. Das gesteigerte sexuelle Verlangen wird oft mit einer Sucht verglichen. Charakteristisch sind folgende Symptome: ein deutlich erhöhter Zeitbedarf für die Beschäftigung mit sexuellen Impulsen und Verhaltensweisen, der Einsatz exzessiven Sexualverhaltens als Reaktion auf negative Gefühle und belastende Lebensereignisse und erfolglose Versuche, das Verhalten trotz negativer Konsequenzen zu kontrollieren. Oder anders gesagt: Das Suchtverhalten bestimmt die Person und nicht mehr die Person ihr Verhalten.

Therapeutisch wichtig ist hier ein bewertungsfreier Zugang. Ausgehend von der Annahme, dass das leidvolle Verhalten für berechtigte Bedürfnisse steht, gilt es die Bedeutung der sexuellen Impulse und Fantasien für die betroffene Person zu verstehen und in ihre Lebenssituation einzuordnen. Deshalb braucht es eine detaillierte Landkarte der Gefühle, Gedanken und Fantasien. Erst dann kann gemeinsam überlegt werden, wie diese Bedürfnisse auf andere Weise beachtet werden können.

> **GEORG** ist 28 Jahre alt. Er erlebt sich als unsicher, gehemmt und unbeholfen. Er sei immer schon ein Außenseiter gewesen, Frauen anzusprechen, falle ihm schwer. Er habe ein paar Begegnungen mit Frauen gemacht, die für ihn aber immer wieder enttäuschend

geendet hätten. Schon als Jugendlicher habe er begonnen, zur Masturbation Pornos anzusehen. So habe er sich in die Vorstellung flüchten können, dass er ein sexuell selbstbewusster Mann sei, ein richtiger Draufgänger, dass die Frauen ihn attraktiv fänden und den Sex mit ihm wollten. Die Pornos gäben ihm das Gefühl, richtig und gewollt zu sein. So könne er seine Fantasie eines »richtigen«, erfolgreichen Mannes, der die Frauen nehmen kann und begehrt wird, ausleben. Im Laufe der Zeit seien die Pornos expliziter und »härter« geworden. Heute falle es ihm immer schwerer, eine Frau real anzusprechen, obwohl er sich eine reale Beziehung sehr wünsche.

In der Therapie war es wichtig, diese Gefühle der Unsicherheit und Unerfahrenheit in der realen Begegnung mit einer Frau anzuerkennen und zu würdigen. Es wurden mit ihm seine Fantasien genau eruiert. Erst dann konnten mit ihm allmählich Schritte besprochen werden, wie er in der Realität mit Frauen in Kontakt treten könnte, was ihm am ehesten entsprechen könnte und wie er seine Unsicherheit nicht verstecken muss, sondern sich authentisch verhalten kann.

Asexualität

Mit Asexualität wird eine Form sexuellen Erlebens beschrieben, in der die Person keinerlei sexuelle Anziehung zu einer anderen Person erlebt. Asexuelle Menschen haben durchaus Sex mit anderen, z. B. wenn ein Kinderwunsch besteht, wenn sie aus Liebe die Bedürfnisse der anderen Person erfüllen möchten oder sie sich zu einer sexuellen Aktivität »entscheiden«. Sie reagieren mit physischer Erregung und sind zum Orgasmus fähig. Es liegen keine körperlichen oder funktionellen Einschränkungen vor. Manche Asexuelle masturbieren regelmäßig. Sie verspüren aber keinerlei sexuelle Anziehung gegenüber einer anderen Person, auch wenn sie die Person lieben. Sie erleben Gefühle romantischer, liebevoller Anziehung, aber eben keinerlei sexuelle.

Es ist Asexuellen wichtig, dass ihre Form der Sexualität nicht als pathologisch klassifiziert wird, sondern als eigenständige sexuelle Orientierung wie z. B. Homosexualität, Bisexualität oder

Transgender anerkannt wird. So steht etwa in dem englischen Wort »LGBTQIA+« L für Lesbian, G für Gay, B für Bisexuell, T für Transgender, Q für Queer, I für Intersexual, A für Asexual und das Plus für weitere Geschlechteridentitäten. Insbesondere durch den Zusammenschluss in Internetforen haben sich die Asexuellen inzwischen als eigenständige sexuelle Orientierung etabliert. Die bekannteste Plattform der Asexuellen ist AVEN[5] *(The Asexual Visibility and Education Network)*, die es inzwischen in zahlreichen Ländern gibt.

Die Bedeutung einer Affäre

Unbestritten ist, dass es Affären schon immer gegeben hat. Die Möglichkeiten sexueller Begegnungen außerhalb der Primärbeziehung sind immer leichter zugänglich, besonders durchs Internet. Und die Grenzen, bei denen die Untreue anfängt, sind fließender geworden. Ist der erotische Chat im Internet bereits Untreue? Schließlich hatte dabei niemand Sex mit jemand anderem. Was gehört zur individuellen Privatsphäre oder wo wird der Partner hintergangen?

Ein Seitensprung, gemeint als kurze außereheliche sexuelle Begegnung, ist heute für die meisten Paare zwar verletzend, aber kaum bedrohlich. Eine Affäre oder Außenbeziehung dagegen umspannt meist einen Zeitraum von Monaten, nicht selten von Jahren. Sie erhält alleine durch die Zeitspanne eine ernstere Bedeutung. Eine solche sexuelle Außenbeziehung stellt in aller Regel eine schwere Belastungsprobe für eine Beziehung dar. Sie bedeutet heute aber weniger als früher das Ende der Beziehung. Erfahrungsgemäß ist die Erschütterung des Vertrauens die viel größere Verletzung als der Sex mit einer anderen Person. Das kann so ausgedrückt werden: »Dass er Sex mit einer anderen hatte, das würde ich ja noch verkraften. Aber er hat mich so belogen bei dem Ganzen, wie soll ich ihm da je wieder vertrauen können?« Das bisherige Gefühl der Sicherheit und des Aufgehobenseins in einer sinnstiftenden Beziehung ist infrage gestellt: »Bin ich einzigartig für jemand anderen? Bin ich bei ihm sicher aufgehoben? Meint er es wirklich ernst mit mir?« Aber auch das Vertrauen in die eigene Wahrnehmung wankt: »Wo hat sie mich denn

5 Verfügbar unter: http://www.asexuality.org [27.4.2022].

noch alles angelogen? Hatte sie damals, als sie mir großzügig Ferien schenkte, ganz andere Hintergedanken? Habe ich mich in ihr getäuscht? Warum habe ich nichts gemerkt?« Die Selbstsicherheit hat Risse bekommen. Auch beschäftigt den Betrogenen nicht selten der Blick der anderen auf ihn: »Was denken jetzt die Freunde von mir? Wahrscheinlich haben es alle gewusst und insgeheim über mich gelacht, wie naiv ich bin! Ich bin eigentlich gar nicht eifersüchtig. Aber sehen mich jetzt seine Freunde als eine hysterische Furie an?«

Wird in einer verbindlichen Partnerschaft eine sexuelle Außenbeziehung offenbar, kann die emotionale Verletzung als existenzielle Bedrohung erlebt werden. Im Bewältigungsprozess spielen nicht nur sexuelle, sondern verschiedene Themen, die möglicherweise in der Beziehung vermieden wurden, eine gewichtige Rolle. Das sind z. B. mangelnde Anerkennung und Wertschätzung, zu wenig Zeit als Paar, ungenügende gegenseitige Unterstützung, verletzende Vorwürfe, um nur einige zu nennen.

Durch einen ehrlichen Dialog eines Paares können die Verletzungen gewürdigt und die Wünsche aneinander neu ausgelotet werden. Das ist die Chance im ganzen Geschehen. Sex ist nie nur Sex – sondern bedeutungsvoll aufgeladene körperliche Nähe.

Liebe Leserin, lieber Leser,

1. stellen Sie bei sich fest, dass Ihre Gedanken immer öfter um ein Problem im Zusammenhang mit Ihrer Sexualität kreisen?
2. bemerken Sie z. B., dass Sie weniger Interesse am Sex haben als früher?
3. oder bemerken Sie, dass Sie sich immer häufiger fragen, ob Ihre Erektion schwächer oder unzuverlässiger geworden ist?
4. fühlen Sie sich dadurch schon seit mehreren Monaten belastet?
5. schwindet Ihre Lebensfreude und Ihr Selbstwertgefühl dadurch?
6. fragt Ihr Partner / Ihre Partnerin, was mit Ihnen los ist?
7. entstehen häufiger Diskussionen zwischen Ihnen beiden, in denen Sie sich im Kreise drehen und unverstanden fühlen?

8. zieht sich Ihr Partner / Ihre Partnerin immer mehr von Ihnen zurück? Oder Sie sich von ihm oder ihr?
9. reagieren Sie öfter gereizt und brausen schneller auf, wenn Sie auf das Thema Sexualität angesprochen werden?

Wenn Sie mehrere dieser Fragen spontan mit Ja beantworten, sollten Sie das ernst nehmen. Sie können z. B. das Gespräch mit Ihrem Partner / Ihrer Partnerin suchen. Vielleicht hilft Ihnen auch das Lesen dieses Buches, sich besser zu verstehen und Lösungen zu finden. Oder es könnte sich lohnen, mit einer Fachperson über Ihre Probleme zu sprechen. Das muss nicht gleich ein Sexualtherapeut sein. Oft entlastet bereits ein Gespräch mit dem Hausarzt. Sollte die Belastung fortbestehen, kann Ihnen eine Sexualtherapeutin helfen, das Problem einzuordnen, und mit Ihnen gemeinsam nach Lösungswegen suchen.

Oder stellen Sie bei Ihrem Partner / Ihrer Partnerin fest, dass ihn/sie etwas quält?

Dass er/sie sich von Ihnen zurückzieht, das Gespräch oder den körperlichen Kontakt vermeidet?

Bemerken Sie, dass Ihr Partner / Ihre Partnerin gereizter reagiert, wenn Sie mit sexuellen Wünschen auf ihn/sie zugehen?

Dann ist es an der Zeit, das Gespräch mit Ihrem Partner / Ihrer Partnerin zu suchen. Oft braucht es dazu mehrere Anläufe oder es muss erst einmal eine ruhige Situation geschaffen werden, damit sich der andere öffnen kann. Sprechen Sie von Ihrer eigenen Wahrnehmung, z. B., dass Sie sich nicht mehr verbunden fühlen, dass Sie spüren, wie er sich immer mehr zurückzieht, dass Sie sich Sorgen machen. Und dass Sie daran interessiert sind, besser zu verstehen, was los ist, und Sie gemeinsam nach Lösungen suchen wollen.

Auch wenn Sie sich selber zurückgewiesen oder frustriert fühlen, weil Ihre sexuellen Wünsche schließlich auch unberücksichtigt bleiben, denken Sie daran, dass Ihre sexuellen Probleme für Ihren Partner / Ihre Partnerin so belastend sein können, dass er/sie zuerst einmal spüren möchte, dass er/sie in Ihnen einen sicheren Anker hat, eine Person, von der er/sie sich angenommen fühlen kann. Empathie kommt vor Problemlösung!

2 SEXUALSTÖRUNGEN VERSTEHEN

Die Sexualität ist ein komplexes Zusammenspiel aus biologischen, psychologischen und sozialen Komponenten. Das Verständnis sowohl einer gelingenden wie problematischen Sexualität ist ohne die Integration all dieser Komponenten nicht denkbar. Sich als sexuelles Wesen zu erfahren, bedeutet, körperlich zu sein, Empfindungen zu haben, und meistens geht es um eine Begegnung mit einem anderen Menschen. Dieser ist selbst wieder ein Wesen mit seinen Empfindungen. Insofern verwundert es nicht, wenn das Zusammenspiel nicht immer reibungslos funktioniert. Alle Menschen kennen es wahrscheinlich, dass sie mal tollen und aufregenden Sex haben, mal durchschnittlichen und auch mal schlechten. Das ist normal.

Gleichzeitig können wir Menschen uns in erotischen, sexuellen Begegnungen, die sich intim und stimmig anfühlen, besonders beflügelt und großartig fühlen. Interessanterweise entstehen solche großartigen Gefühle gar nicht durch eine besonders gute Performance im Sex. Es geht viel weniger um die Frage »War ich gut? – Hab ich's richtig gemacht?«. Sondern es geht beim Sex, der als großartig empfunden wird, um ein tiefes Gefühl, ein Ganz-bei-sich-sein-Können und gleichzeitig auch ganz mit jemand anderem. Einer kanadischen Studie[6] zufolge ist großartiger Sex charakterisiert durch: volle körperliche und geistige Präsenz in dem Moment, das Gefühl, synchron zu sein, sich mit dem anderen vertraut und nah zu fühlen, in einem intensiven verbalen und nonverbalen Austausch zu sein, dabei ungehemmt man selber sein zu können, sich dem anderen hingeben zu können und sich wie in anderen Sphären zu fühlen. Solche Momente lassen sich nicht durch eine gute sexuelle Leistung »herstellen«. Sie sind nicht programmierbar. Sie entstehen am ehesten, wenn Mann oder Frau den Mut hat, sich so zu zeigen, wie er oder sie in dem Moment ist: im Einklang mit sich und mit Interesse am anderen, wie er oder sie ist.

Warum überhaupt Sex?

Warum ist Sex überhaupt so wichtig? Und warum wird das Ganze oft so kompliziert?

Zum Ersten ist Sex zu haben schlicht körperliches Vergnügen. Lust zu spüren, sich erregt zu fühlen, zum Orgasmus zu kommen, ist für die meisten Menschen ein Zustand, den sie mögen, genießen und den sie mit einem Gefühl hoher Befriedigung verbinden. Dafür ist nicht notwendigerweise ein Partner zwingend. Die Masturbation ist ein genussvolles körperliches Vergnügen mit sich selbst, manchmal vielleicht einfacher, da nur die eigenen Wünsche beachtet werden wollen. Allerdings bewerten die meisten Menschen den Sex mit einem Partner als befriedigender. Das Erleben sexueller Anziehung wird als belebend und beglückend erlebt – außer bei Asexuellen. Bei einer sexuellen Begegnung mit einer anderen Person sind in der Regel mehr Bedürfnisse als nur das körperliche Vergnügen mit im Spiel.

Zum Zweiten dient der sexuelle Akt, also das »Sexmachen«, schlicht der Fortpflanzung. Es ließe sich sogar vermuten, dass es evolutionsbiologisch mal der wichtigste Grund war. Schließlich will sich die Spezies Mensch wie alle Lebewesen fortpflanzen. Heute

6 Kleinplatz, P. J., A. D. Ménard, M.-P. Paquet et al. (2009): The Components of optimal sexuality. *A portrait of »great Sex«. Canadian Journal of Human Sexuality* 18 (1–2): 1–13.

ermöglicht es der technische medizinische Fortschritt allerdings, dass es Fortpflanzung auch ohne Sex gibt. Aber das ist kompliziert, aufwendig und teuer. In bestimmten Lebensphasen einer Partnerschaft kann der Kinderwunsch das wichtigste Motiv für Sex werden. Das kann bedeuten, dass sich die sexuelle Aktivität ganz auf den Geschlechtsverkehr mit Penetration und Ejakulation ausrichtet. Frauen mit Kinderwunsch übernehmen in solchen Phasen öfter die Initiative für Sex, besonders an Tagen, an denen die Empfängnis wahrscheinlich ist. Oder sie verschieben den Sex auf den kommenden Tag, weil es dann vom Einsprung her besser wäre. Inzwischen helfen zahlreiche Apps bei der Optimierung zum Schwangerwerden. Für die Partnerschaft kann eine solche Phase zu einer Belastungsprobe werden, besonders dann, wenn sie länger andauert. Insbesondere der männliche Partner fühlt sich mitunter auf die Rolle des Samenspenders reduziert. Er soll nach Plan sexuell aktiv sein, da baut sich erheblicher Druck auf. Lust und Freude »an und für sich« treten in den Hintergrund.

Zum Dritten sind Erotik und Sexualität, wenn sie zwischen Menschen stattfinden, immer auch bedeutungsvolle Kommunikation. In der Sexualität werden Begehren aufeinander, Interesse aneinander, Vertrauen zueinander und Zufriedenheit miteinander dem anderen mitgeteilt. In Lustlosigkeit oder einem Rückzug aus der Sexualität können persönliche Erschöpfung oder Unzufriedenheit und Enttäuschung in der Partnerschaft verschlüsselt kommuniziert werden. Kommunikation ist immer vielschichtig und von unterschiedlichen, durchaus auch widersprüchlichen Gefühlen gelenkt. Das kann sich so anhören: »Sie hatte sich wirklich schön gemacht. Das war nicht zu übersehen. Sie wollte, das merkte ich. Ich war total groggy von der schweren Arbeit, aber sie hat mich sofort wieder wach gekriegt.« »Ich hatte den ganzen Tag schon Lust gehabt. Aber ich war noch richtig wütend auf ihn, nachdem er mich vor den anderen so lächerlich gemacht hatte. Da ging erst einmal gar nichts mehr.«

In einer Studie wurden amerikanische Studenten und Studentinnen zu ihren Motiven befragt, weshalb sie Sex haben. Sie konnten aus 237 positiven wie negativen Gründen auswählen.[7]

7 Meston, C. M. a. D. M. Buss (2007): Why humans have sex. *Archives of Sexual Behavior* 36 (4): 477–507.

Neben dem körperlichen Vergnügen und der Suche nach neuen Erfahrungen waren unter den häufigsten Gründen zahlreiche beziehungsbezogene Motive zu finden: sich vom anderen angezogen fühlen, seine Liebe ausdrücken wollen, sich vom anderen begehrt fühlen oder der Tiefe der Beziehung Ausdruck geben wollen. Nicht selten sind aber auch Verlustängste oder eine Selbstunsicherheit Gründe für Sex: »Bin ich noch attraktiv? Wird mich mein Mann (meine Frau) verlassen, wenn ich jetzt nicht Sex habe?« In jedem Fall sind sexuelle Aktivität und Beziehungswünsche eng verwoben, ob man das nun will oder nicht.

Erklärungsmodelle sexueller Erregung und Lust

Die moderne Sexualtherapie begann Mitte des 20. Jahrhunderts mit der Erforschung menschlichen Sexualverhaltens durch Albert Kinsey und durch die Arbeit von William Masters und Virginia Johnson. Die sogenannten *Kinsey Reports* beschrieben detailliert das männliche wie weibliche Sexualverhalten in der damaligen Zeit. Kinsey wollte wissen, was wer mit wem und wie oft tut. Die Ergebnisse waren zur damaligen Zeit gesellschaftlich hochexplosiv: Kinsey zeigte, dass homosexuelle Erfahrungen auch bei heterosexuellen Menschen viel häufiger waren als angenommen, dass Masturbation bei Männern verbreitet war und nicht krank machte. Und er fand heraus, dass Sex außerhalb der Ehe gar nicht so selten war. Weil nicht sein sollte, was nicht sein durfte, wurden ihm damals die Forschungsgelder gestrichen. Das *Kinsey Institute* hat überlebt. Es ist heute eine anerkannte universitäre Institution, an der zu Themen rund um die Sexualität geforscht und gelehrt wird.

Das Modell von Masters und Johnson

William Masters und Virginia Johnson untersuchten den physiologischen, d. h. körperlichen Ablauf der sexuellen Reaktion. Sie nahmen unter Laborbedingungen Maß, was körperlich bei Mann und Frau passiert, wenn sie Sex haben.

Ihre Beschreibung der sexuellen Reaktion hat noch heute Gültigkeit, wenn es darum geht, die zeitliche Abfolge körperlicher Reaktionen beim Sex zu erfassen.

Sie beschrieben vier Phasen in linearer Abfolge:

1. *die Erregungsphase:* Eine Erregung kann sich rasch oder langsam aufbauen. Die Durchblutung der Haut und der Geschlechtsteile nimmt zu, die Klitoris schwillt an, die Brustwarzen werden fest, die Erektion baut sich auf, Blutdruck und Puls steigen an.
2. *die Plateauphase:* Die Erregung intensiviert sich weiter. Die Frau wird feucht, und die äußeren Schamlippen weiten sich. Das Eindringen des Penis wird möglich. Beim Mann kann der Lusttropfen (eine kleine Menge Flüssigkeit, die vor der Ejakulation abgegeben wird) abgehen.
3. *die Orgasmusphase:* Die Erregung steigert sich bis zu rhythmischen Muskelkontraktionen. Beim Mann kommt es zur Ejakulation.
4. *die Refraktärphase:* In dieser Erholungsphase entspannt sich der Körper langsam wieder.

Masters und Johnson nahmen an, dass dieser regelhafte Ablauf einer sexuellen Aktivität »wie von selbst« vonstattengeht, wenn er nicht gestört oder unterbrochen wird. Als Gründe für sexuelle Störungen vermuteten sie v. a. Versagensängste oder einen überhöhten Leistungsdruck. Sie entwickelten aus ihren Erkenntnissen heraus ein Therapieprogramm für Paare, das mit Berührungsübungen darauf abzielte, diese Ängste und den Leistungsdruck zu überwinden. Das Besondere war, dass die Therapie im Paarsetting durchgeführt wurde. Für eine Reihe von Störungen war es zu der damaligen Zeit recht erfolgreich.

Die spätere Kritik am Konzept von Masters und Johnson ging in zwei Richtungen: Einerseits wurde bemängelt, dass das Konzept auf Männer fokussiere und die komplexen Abläufe der weiblichen Sexualität nicht genügend berücksichtige. Andererseits konnte das Modell die seit den 1980er-Jahren zunehmende sexuelle Lustlosigkeit nicht gut erklären oder dazu hilfreiche Behandlungsansätze beisteuern. Wie die Lust auf Sex entsteht, wurde gar nicht berücksichtigt, sondern schlicht als biologisch gegeben angenommen.

Das zirkuläre Modell

Das Problem mit der Lust ist aber in den letzten Jahrzehnten das häufigste sexuelle Problem bei Frauen geworden – und bei Männern nimmt es zu. Mit dem sogenannten »zirkulären Modell« kann das Wechselspiel von sexueller Lust, sexueller Ansprechbarkeit und körperlicher Erregung inzwischen besser erfasst werden. Dieses Modell wurde von Rosemary Basson entwickelt (s. Abb. 1). Demnach sind sexuelle Lust und Erregung eng miteinander verwoben. Sexuelle Lust kommt auf, wenn Frau Sex hat oder an Sex denkt, ähnlich dem Sprichwort: »Der Appetit kommt beim Essen!« Das mag erklären, warum Frauen auf die Initiative zum Sex eher antworten, als ihn selbst anzufangen. Eine Patientin drückte es einmal so aus: »Ich habe schon Lust auf dich, und wenn wir es tun, mag ich es. Aber ich

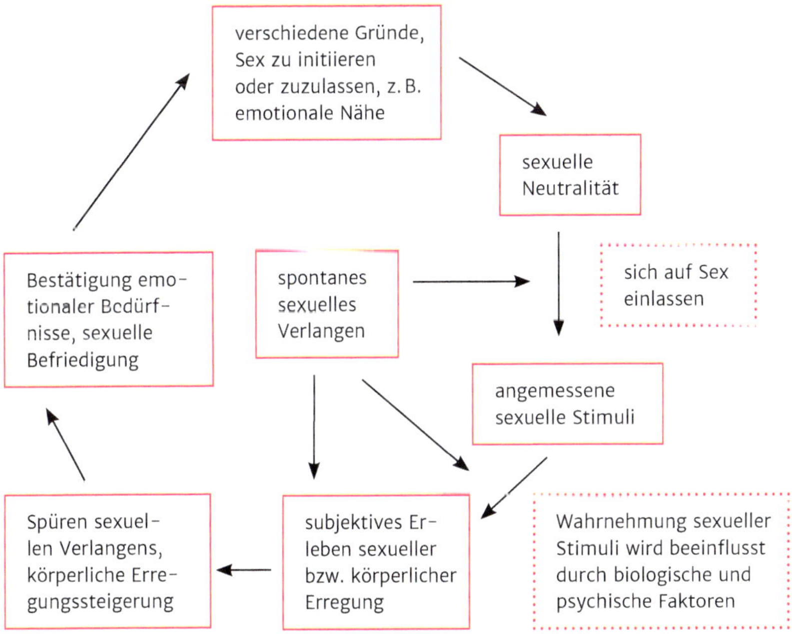

Abb. 1: Das zirkuläre Modell sexueller Reaktion, modifiziert nach Rosemary Basson[8]

8 Basson, R. (2001): Human Sex-Response Cycles. *Journal of Sex & Marital Therapy* 27 (1): 33–43.

habe auch 100 andere Dinge, die ich interessant finde. Sex ist nur eines davon. Da musst du eben öfter den Startschuss geben.« Diese Frau ist durchaus ansprechbar für Sex, ist erregbar und sie genießt ihn. Aber sie hat selten so stark »von sich aus« Lust auf Sex, dass sie ihn initiieren würde.

Wenn man Menschen fragt, welches Modell (das lineare oder das zirkuläre) ihr sexuelles Erleben besser wiedergibt, werden beide bejaht. Frauen, die unter einer sexuellen Lustlosigkeit leiden, sehen sich deutlich häufiger durch das zirkuläre Modell richtig erfasst. Auch Männer mit sexuellen Problemen finden sich eher im zirkulären Modell wieder. In der klinischen Praxis ist immer häufiger von Männern zu hören, dass sie keine Lust auf einen Sex haben, bei dem es rein um ihre Befriedigung geht. Sie wollen die Lust der Partnerin spüren, sich gewollt, umworben und zum Sex eingeladen fühlen. Die Lust des Partners macht ihnen selbst Lust. Übrigens identifizieren sich Frauen, die keine sexuellen Probleme haben, klarer mit dem linearen Modell (Lust > Initiative > Erregung > sexuelle Befriedigung).

Liebe Leserin, lieber Leser,

fragen Sie sich gerade selber, wie das bei Ihnen ist?

Haben Sie zuerst Lust – und dann geht's los?

Oder denken Sie manchmal: Na ja, so große Lust habe ich jetzt nicht. Aber wir sollten wohl mal wieder. - Und wie war es dann?

Mögen Sie es, wenn Ihr Partner / Ihre Partnerin die Initiative für Sex ergreift? Oder haben Sie die Rolle ganz gerne selbst?

Was bedeutet es für Sie als als Frau / als Mann, wenn der andere anfängt?

Das duale Kontrollmodell

Wie reagiert der Mensch eigentlich auf sexuelle Reize und warum? Gemäß dem dualen Kontrollmodell, das am *Kinsey Institute* in den 1990er-Jahren entwickelt wurde, wird die Antwort auf sexuelle Reize im Gehirn von einem Gegenspielerpaar aus Erregung und

Hemmung gelenkt. Es lässt sich am einfachsten erklären, wenn man sich diese Gegenspieler als Gaspedal und Bremse oder rotes Stopp- und grünes Go-Signal vorstellt. Auf der einen Seite gibt es das erregende System. Das sucht in der Umgebung der Person stetig nach sexuellen Reizen, gleich welcher Art. Das kann ein optischer Reiz, ein Geruch, eine Bewegung, eine Mimik u.a.m. sein. Der Gegenspieler, das hemmende System, dient der Gefahrenabwehr. Es dient dem Schutz der Person. Sowohl die Hemmung wie die Erregung sind wichtig und adäquate Anpassungsleistungen an die jeweilige Situation. Dabei funktionieren beide Systeme autonom, also für sich selbst und unabhängig voneinander. Praktisch heißt das, es kann durchaus eine hohe Erregung vorhanden sein (Gas geben), aber es gibt gleichzeitig Zweifel (auf die Bremse treten). Auf die Bremse tritt eine Person stärker, wenn sie Konsequenzen befürchtet, wie z.B. ungewollt schwanger zu werden oder gesellschaftliche und moralische Gebote zu übertreten, oder wenn sie Ängste in Bezug auf die Situation selbst hat, wie z.B. sich dumm anzustellen oder die Erektion zu verlieren.

Personen mit einem ausgeprägten hemmenden System riskieren wenig und sind anfälliger für sexuelle Störungen. Personen mit einem geringen hemmenden und einem hohen erregenden System verhalten sich sexuell häufiger risikoreich. Der Vergleich mit dem Risikoverhalten beim Autofahren verdeutlicht das gut.

Liebe Leserin, lieber Leser,

welcher Typ sind Sie? Mögen Sie schnelle Autos? Dann stellen Sie sich sicher gerne vor, Sie sitzen in einem Ferrari und dürfen sich auf dem Nürburgring so richtig dem Rausch der Geschwindigkeit hingeben. Was für ein erregendes Gefühl! Gas geben pur, kein Gegenverkehr, reine Freude! Wer denkt da schon an Gefahren? – Oder sind Sie eher eine vorsichtige Person beim Autofahren? Dann stellen Sie sich vielleicht eher vor, wie anstrengend es ist, mit Ihrem Mittelklassewagen durch eine Ihnen unbekannte Stadt zu fahren, ständig aufpassen zu müssen, damit Sie auf der richtigen Spur bleiben, und auch noch auf all die Fahrradfahrer und Fußgänger achten zu müssen, die kreuz und quer kommen. Da stehen Sie mehr auf der Bremse als auf dem Gaspedal, oder? Da ist Ihr hemmendes System maximal aktiv!

Das Verhältnis von hemmenden und erregenden Faktoren ist darüber hinaus individuell sehr unterschiedlich. Da lassen sich keine Normen von Richtig und Falsch aufstellen. Die individuelle Konstellation wird von konstanten und variablen Merkmalen beeinflusst.

Konstante Merkmale sind die individuelle Konstitution und Persönlichkeit und die persönliche Lerngeschichte. Ist die Person neugierig und erobert sich die Welt aktiv oder ist sie eher scheu und vorsichtig? Wie wurde in der Herkunftsfamilie auf ihre Bedürfnisse eingegangen? Welche Dinge wurden mit Erotik und Sexualität in Verbindung gebracht? Wurden Erotik und Sexualität bejaht oder abgelehnt? Diese und weitere Aspekte sind bei der Ausbildung konstanter Merkmale für das Verhältnis von hemmenden und erregenden Faktoren bedeutsam.

Variable Einflüsse sind situativer Natur. Sie können durch die aktuelle Lebenssituation, die Qualität der Paarbeziehung, gesundheitliche Einschränkungen oder Sorgen um die ökonomische Sicherheit bedingt sind. Bei Familien mit kleinen Kindern treten die Zeit als Paar und damit oft die Zeit für Sex in den Hintergrund. Eine berufstätige Mutter ist wenig ansprechbar auf die sexuellen Signale ihres Partners, wenn sie am Abend noch so viel für den nächsten Tag vorzubereiten hat. Beruflicher Stress oder Sorgen um den Arbeitsplatz belasten das Selbstwertgefühl erheblich. Konflikte in der Herkunftsfamilie lassen Gefühle von Ohnmacht oder Hilflosigkeit wiederaufleben. Gesundheitliche Belastungen tangieren meistens nicht nur die Betroffenen selbst, sondern auch die Partner. Der depressive Mann, der sich wertlos fühlt, reagiert kaum auf die sexuelle Initiative seiner Frau. Oder andersherum: Er möchte gerne Sex, weil das sein Selbstwertgefühl noch etwas nährt, aber seine Frau hat keine Lust, weil sie ihn in seiner Depression nicht mehr attraktiv findet. Egal, wodurch der Stress entsteht, die meisten

Menschen haben unter Stress weniger Lust auf Sex oder reagieren kaum auf Verführungsversuche des Partners oder der Partnerin.

Die verschiedenen Erklärungsmodelle sexueller Erregung und Lust sind noch einmal in einer Tabelle zusammengefasst (s. Tab. 1).

Modell	Merkmal
Masters und Johnson	beschreibt die Abfolge sexueller Reaktion: Erregungs-, Plateau-, Orgasmus- und Refraktärphase; Lust wird als gegeben angenommen
zirkuläres Modell	erfasst verschiedene Motive für Sex; betont das Wechselspiel von subjektiv erlebtem Verlangen und körperlicher sexueller Erregung
duales Kontrollmodell	sexuelle Erregung und Hemmung sind autonome Systeme (im Gehirn), wie Gaspedal und Bremse

Tab. 1: Verschiedene Erklärungsmodelle sexueller Erregung

Der Unterschied sexueller Profile

Die sexuellen Profile zweier Personen unterscheiden sich genauso voneinander, wie das persönliche Fingerabdrücke tun. Keiner ist dem anderen gleich. Und wer kennt das nicht: Was sich im Sex mit dem einem Partner wunderbar anfühlte und erregend war, lässt sich mit einem späteren Partner nicht wiederherstellen. Das sexuelle Profil kann als Gesamtheit der sexuellen Wünsche und Vorlieben verstanden werden. Da ist es leicht vorstellbar, dass nicht alle Facetten von jeder Partnerin (jedem Partner) in gleicher Weise beantwortet werden können. Diese Unterschiede spielen meistens in der Anfangsphase keine Rolle. Die sexuelle Begegnung dient der Schaffung einer Identität als Paar. Die Unterschiede in den sexuellen Wünschen lassen sich allerdings über die Zeit nicht verbergen. Wenn ein Paar versucht, die Unterschiede der sexuellen Bedürfnisse, Motive,

Fantasien und Umstände, die eine Person in erotische Stimmung versetzt, anzugleichen, entsteht eine Sexualität auf »dem kleinsten gemeinsamen Nenner«, wie Ulrich Clement es formuliert.[9] Der Sex klammert alles Unterschiedliche aus, weil es als trennend und bedrohlich erlebt wird. Die Gefahr dabei ist, dass die sexuelle Begegnung vorhersehbar wird. Erotik und sexuelle Spannung leben aber gerade von dem Unerwarteten und Überraschenden. Dazu braucht es auch in einer vertrauten Beziehung die Neugierde, den anderen immer wieder in seinem Anderssein zu entdecken. In der systemischen Paartherapie geht es genau darum, die Unterschiede der sexuellen Profile für eine lebendige Sexualität zu nutzen, anstatt sie minimieren zu wollen. Das bedeutet nicht, auf alle Wünsche des anderen einzugehen, sondern sie unvoreingenommen entgegenzunehmen und sich dann selbstbestimmt dazu zu positionieren.

Manchmal beschreiben Paare, dass »das Problem« sich schon am Anfang gezeigt habe. Man habe es nur nicht so ernst genommen und darauf gehofft, dass es sich im Laufe der Zeit legen würde. »Ich wusste, dass er so eine Vorliebe für Fesselspiele hat. Aber ich dachte mir, das legt sich schon. Schließlich waren wir total verliebt und hatten auch ohne Fesseln guten Sex.« Eine selbstbestimmte Positionierung könnte hier so aussehen: »Ich höre, dich erregen Fesselspiele. Das ist aber gar nichts, was mir Spaß macht. Wie meinst du, könnte es sexuell auch ohne Fesselspiele mit uns klappen?« Der Unterschied wird nicht verurteilt, sondern entgegengenommen, aber ebenso wird klar Stellung bezogen.

Sexuelle Fantasien

Fantasien spielen in der Sexualität eine große Rolle. Die meisten Menschen haben sexuelle Fantasien, mit denen sie ihr sexuelles Verlangen in Gang setzen und ihre Erregung steigern. In der Sexualtherapie werden sie häufig erst zum Thema, wenn der Therapeut sich der Beschäftigung mit sexuellen Fantasien gewachsen fühlt. Mit deren Bedeutung und ihrem therapeutischen Nutzen hat sich Angelika Eck intensiv auseinandergesetzt.[10]

9 Clement, U. (2004): Systemische Sexualtherapie. Stuttgart (Klett-Cotta).
10 Eck, A. (2020): Sexuelle Fantasien in der Therapie. Göttingen (Vandenhoeck & Ruprecht).

Sexuelle Fantasien, die als falsch oder bedrohlich erlebt werden, können die Betroffenen verunsichern oder sogar ängstigen. Sie sind mitunter der Anlass, eine Therapie aufzusuchen. Die Fantasien sind vielfältig und haben immer auch mit der individuellen Biografie zu tun. Die Bedeutung zu erfassen, die ganz persönlich für die Klientin stimmig ist, ist stets ein Prozess gemeinsamer Suche von Therapeutin und Klientin. Es gibt keine allgemeingültigen Interpretationen.

Grundsätzlich scheint zu gelten, dass Menschen mit häufigen Fantasien sexuell aktiver sind und ihr Sexualleben mehr genießen. Und Männer fantasieren durchschnittlich mehr als Frauen.

Gemäß einer kanadischen Studie[11] gibt es fünf Themen sexueller Fantasien, die von über 84 % der Befragten angegeben wurden: Sex in Verbindung mit romantischen Gefühlen, Sex in besonderer Atmosphäre oder an einem besonderen Ort, Oralsex empfangen, bei Männern Sex mit zwei Frauen. Häufig, d. h. von mehr als der Hälfte der Befragten bejaht wurden Fantasien, dominiert zu werden (gefesselt, geschlagen oder zum Sex gezwungen zu werden), Sex mit jemand anderem als dem Partner zu haben, bei Frauen Sex mit zwei Männern oder gleichgeschlechtlichen Sex zu haben, bei Männern Analverkehr zu haben.

Elementar wichtig ist zu unterscheiden, dass Fantasien keine realen Wünsche sind. Es kann zwar durchaus sein, dass der ein oder andere eine Fantasie in der realen sexuellen Aktivität umsetzen möchte. Die meisten Menschen aber nutzen ihre Fantasien zur Stimulation und Erregungssteigerung, sie wollen sie nie real erleben. In der sexuellen Fantasie ist die Person selbst der Regisseur und hat damit die Kontrolle. Manche Menschen aber leiden unter ihren Fantasien, weil sie glauben, diese seien falsch. Die Fantasie steht im Widerspruch zu ihren moralischen Werten oder sie wird als bedrohlich erlebt. Männer kommen in die Therapie, weil sie glauben, dass etwas mit ihnen nicht mehr stimmt, wenn sie in ihrer Fantasie Sex mit anderen Frauen oder früheren Partnerinnen haben. Frauen erleben sich schuldig, wenn es sie in ihrer Fantasie erregt, mit einem anderen Mann als ihrem Partner Sex zu haben. Sie durch die

11 Joyal, C. C., A. Cosette a. V. Lapierre (2015): What exactly is an unusual sexual fantasy? *Journal of Sexual Medicine* 12 (2): 328–340.

Erläuterung entlasten zu können, dass ihre Fantasien völlig normal sind, ist in der Therapie oft schon sehr hilfreich.

Sexualität in der Langzeitbeziehung

»Wir hatten doch am Anfang guten Sex. Warum denn heute nicht mehr?« Mit solchen Fragen kommen viele Menschen in die Praxis. Wie vieles im Leben unterliegen auch das sexuelle Begehren und sexuelle Wünsche einem Wandel, einerseits weil sich Menschen ändern, andererseits weil sich Umstände verändern.

Wer kennt das nicht: Die Andersartigkeit des Partners ist am Anfang anziehend und spannend. Gerade wegen des Gegensatzes wurde der Partner gewählt. Die wohltuende ruhige Art von Partner A wird von Partner B als sicherer Anker erlebt, während er sich selbst als getrieben und unstet wahrnimmt. Und umgekehrt: Das aktive, ideenreiche Wesen von Partner B wird als Lebendigkeit erlebt, von der sich Partner A angenehm mitgerissen fühlt. Oft werden allerdings in späteren Konfliktsituationen genau diese Seiten am Partner kritisiert. Das, was zu Beginn anziehend war, wird später zum Vorwurf.

> **HELENA** fühlte sich zu Anfang von **JAKOB** gerade durch sein sicheres, ruhiges Auftreten angezogen. Sie erlebte an seiner Seite eine Ruhe, die sie bis dahin kaum gekannt hatte. Das zog sie an. Jakob fühlte sich durch die lebensfrohe, manchmal überbordende Art von Helena belebt und inspiriert. Sie zeigte ihm, dass das Leben nicht nur Pflicht und Last war, sondern Spaß machen konnte. Er fühlte sich angenehm leicht und unbeschwert. Die Unterschiedlichkeit genossen sie auch in ihrer Sexualität. Jakob war behutsam und doch männlich, Helena zeigte sich sexuell interessiert und experimentierfreudig. Heute wirft Jakob Helena mangelnde Rücksicht auf ihn vor, zu viel von ihm zu erwarten, ihn zu bedrängen. Helena leidet unter der Zurückweisung durch ihren Mann, versucht seine Vorwürfe durch Anpassung zu entkräften. Ihre größte Angst ist es, dass er sie verlassen könnte. Ein Leben alleine traut sie sich jetzt nicht mehr zu.

Verliebte Menschen haben am Anfang ihrer Beziehung häufiger Sex miteinander als Paare in einer Langzeitbeziehung. Die sexuelle Anziehung ist groß, Verliebte fliegen aufeinander, verzehren sich vor Sehnsucht. Mann und Frau sind auf Entdeckungsreise, die Neugierde ist groß, die Risikobereitschaft auch. Es gibt (noch) wenig zu verlieren. Zudem fördert der Sex miteinander das Gefühl der Zugehörigkeit und der Abgrenzung von anderen Beziehungen wie Freundschaften. Im Laufe der Zeit wachsen die Partner zusammen, werden füreinander enge Vertraute und bauen sich ein gemeinsames Leben auf. Man teilt die Sorgen und den Alltag und freut sich an gemeinsamen Ferien. Der Partner wird zu einem wichtigen, oft dem wichtigsten Menschen im Leben. Mit der Dauer einer Beziehung werden emotionale Bedürfnisse nach Sicherheit, Nähe, Verlässlichkeit und Vertrauen wichtiger, als sie es am Anfang in der Verliebtheitsphase waren. Diese Gefühle werden z. B. darin erlebt, dass Partner ähnliche Vorstellungen davon haben, wie sie leben wollen, sowie Werte und Überzeugungen teilen. Zudem werden mit der Wichtigkeit der Beziehung auch persönliche Ängste, v. a. Bewertungs- und Verlustängste, (wieder) wach. »Findet mich mein Partner noch attraktiv, wo ich doch einige Kilos zugenommen habe?« »Wird sie denken, sie ist mir egal geworden, weil ich jetzt einfach mal mit den Jungs abhängen will?« »Was hält er wohl von mir, wenn ich heute Abend schon wieder keine Lust habe?« »Wie wird sie mich sehen, wenn ich sage, was ich mir insgeheim mal im Sex wünsche?« Viele Menschen sind manchmal mehr im »Kopf des anderen« als bei dem, was sie selber wollen.

Ängste und Unsicherheiten führen in der Kommunikation der Partner in der Regel dazu, dass die Unterschiede ausgeklammert werden. Die Partner einigen sich stillschweigend auf den »kleinsten gemeinsamen Nenner«, um die Konfrontation mit Ängsten zu vermeiden. Das kann sich besonders in der sexuellen Aktivität bemerkbar machen, die auch von Neugierde und Überraschung lebt. Die Seiten der eigenen Sexualität, von denen man befürchtet, dass sie der andere ablehnen könnte, behält man für sich. Aus Angst vor Zurückweisung vermeiden Partner es, sich mit ihren nicht gelebten sexuellen Wünschen dem anderen mitzuteilen. Das gilt wohlgemerkt auch für den Wunsch, weniger oder keinen Sex mehr haben zu wollen oder Sex, den der andere als uninteressant bewerten könnte. Ebenso fühlen sich gerade selbstunsichere Personen schneller von der unbekannten sexuellen Seite des Partners bedroht und vermeiden es, diese kennenzulernen. So geht man zwar der Angst vor Zurückweisung für den Moment aus dem Weg. Für die Sexualität heißt das, die Partner spielen auf vertrautem, sicherem Terrain mit bekannten Spielregeln. Der Sex wird zur Routine. Nun ist gegen Routine überhaupt nichts einzuwenden. Routinen machen vieles im Leben vorausschaubar und weniger anstrengend. Jedoch leben Erotik und sexuelles Begehren auch in einer Langzeitbeziehung von einer Bereitschaft zu Überraschung und Lebendigkeit. Lebendigkeit und Bewegung entstehen an der Schwelle zwischen dem Bekannten und dem Ungenannten. »Was ist mir vertraut? Wie kenne ich dich? Was kenne ich nicht? Will ich es sehen? Interessiert es mich? Habe ich Angst davor? In welche Abgründe könnte ich schauen?« Die Basis für die Bereitschaft, sich immer wieder neu aufeinander einzulassen und Unvorhergesehenes zu begrüßen, sind in einer verbindlichen Beziehung die Bindungssicherheit und das Vertrauen in den Partner, dass er es ernst und ehrlich mit einem meint. Mit der Öffnung intimer und höchst persönlicher Bereiche ist immer das Risiko der Verletzlichkeit verbunden. Allerdings ermöglicht auch erst diese intime Öffnung ein Erleben von Nähe, Hingabe und Verbundenheit. Veränderung und Entwicklung zu begrüßen, bedeutet, eigenen Ängsten mutig ins Gesicht zu sehen. Und das ist nicht gleichzusetzen damit, auf jeden Wunsch des Partners eingehen zu müssen. Manchmal heißt es sogar, sich mutig zu verweigern, wenn der Wunsch des Partners für einen selbst nicht stimmig ist. »Ich weiß, dir würde es sehr viel bedeuten, wenn ich mich auf Analsex einlassen würde. Auch wenn du mich für verklemmt hältst. Ich will es einfach nicht.«

Einen wichtigen Beitrag zum Verstehen der Dynamik in langdauernden Beziehungen hat der amerikanische Sexualtherapeut David Schnarch geleistet.[12] Er beschreibt zwei Formen von Intimität: die Intimität, die durch den Partner bestimmt wird, und die

12 Schnarch, D. (2006): Die Psychologie der sexuellen Leidenschaft. Stuttgart (Klett-Cotta).

selbstbestimmte Intimität. Gemeint ist damit ein geringerer oder höherer Grad persönlicher Reife, verstanden als die Fähigkeit, Uneinigkeit zu ertragen oder, wie Schnarch es nennt, »Differenzierung«. Selbstunsichere Menschen haben oft einen geringen Grad persönlicher Reife. Sie sind auf Harmonie bedacht und orientieren sich an den Wünschen des Partners. Sie wollen sexuell das, von dem sie sicher sind, dass es auch der Partner will. Oder sie fordern moralisch legitimiert und affektiv aufgeladen ein unbedingtes Eingehen des Partners auf die eigenen Wünsche. »Wenn du mich wirklich liebst, dann würdest du auf meine Wünsche eingehen und mich nicht so verletzen.« Dahinter verbirgt sich eine große Angst vor der Individualität und Andersartigkeit des Partners. Personen mit einem hohen Grad von Differenzierung können ihre sexuellen (und nicht sexuellen) Wünsche ihrem Partner gegenüber mit Ruhe und Bestimmtheit vertreten, was für Schnarch »selbstbestimmte Intimität« bedeutet. Diese Menschen halten es aus, dass der Partner anders ist als sie selbst und ihnen Widerstand entgegensetzt. Sie halten die Konfrontation aus und müssen weder sich selbst noch den Partner abwerten. Oder anders ausgedrückt: Partner mit einer selbstbestimmten Intimität können sich mit ihren Unterschieden auf Augenhöhe und »mit offenen Augen« begegnen. Sie zeigen eine größere Angsttoleranz. Das wiederum ermöglicht es den Partnern, die Beziehung als einen Ort fortwährender Entwicklung anzusehen und Reibung als etwas zu betrachten, das erotische Spannung und Neugierde aufrechterhalten kann.

Sex ist nicht das Gleiche wie Liebe

Das Gefühl zu lieben und geliebt zu werden ist ein elementares emotionales Bedürfnis der Menschen überhaupt. Ohne Liebe und Zuwendung verkümmern wir. Wir kennen die Liebe zu unseren Eltern und Kindern, zum Beruf oder einem Hobby. Liebe empfinden oder etwas aus Liebe tun beseelt und wird als zutiefst sinnstiftend empfunden. Liebesbeziehungen gehören zu den wichtigsten und innigsten Beziehungen im Erwachsenenalter. Wenn ich Paare, die wegen eines sexuellen oder nicht sexuellen Problems in die Paartherapie kommen, frage, warum sie zusammenbleiben, dann sind die häufigsten Gründe entweder die Kinder oder die Liebe: »Wir lieben uns doch!«

Im Kontext der Liebe denken Menschen an Nähe, gegenseitige Fürsorge, Innigkeit, Vertrautheit und Zugehörigkeit, alles in allem an Bindung und Sicherheit. Das Wohlergehen des geliebten Menschen steht im Mittelpunkt des eigenen Handelns (oder sollte es tun). Die zeitliche Dimension ist lang, »für immer« angelegt. Das sexuelle Begehren lebt demgegenüber aber von der Neugierde, dem Unbekannten und dem Unerwarteten. Das Begehren ist egoistisch: »*Ich* will ...« und lebt vom Verlangen, etwas haben zu wollen, was man noch nicht hat. So werden z. B. zeitlich begrenzte Trennungen manchmal als belebend erlebt. In einer dauerhaften Liebesbeziehung haben Partner unterschiedliche Bedürfnisse in Bezug auf Nähe und Distanz, Vertrautheit und Unbekanntes sowie Sicherheit und Ungewissheit. Wenn diese Spannungen als stetige Herausforderung anerkannt werden, kann auch die Sexualität in einer Liebesbeziehung lebendig bleiben.

Liebe ist übrigens nicht zu verwechseln mit Verliebtheit, einem fast rauschhaften, vorübergehendem Zustand, der oft am Anfang einer Beziehung steht. In der Verliebtheit ist das sexuelle Begehren selten ein Problem. Der Zustand selbst ist hormonell wie emotional hoch aufgeladen. Dazu kommt verstärkend eine Mischung aus Mut zum Risiko und einer gewissen Angst, die aber nicht hemmend, sondern als aufregender Kitzel erlebt wird. Der gemeinsame Sex wirkt in der Verliebtheit beziehungsstärkend.

In der Paarforschung herrschte lange Zeit die Überzeugung vor, dass sich guter Sex schon einstellt, wenn sich die Partner lieben und die Kommunikation in der Beziehung stimmt. Heute weiß man besser, dass diese Verknüpfung zu einfach ist. Liebe mag als der Boden einer Beziehung empfunden werden, sie ist alleine nur leider kein Garant für guten Sex. Wenn mit der Liebe eine starke Harmonisierung und Inbesitznahme einhergeht, wird der Druck zur Anpassung groß. Die andere Person wird weniger in ihrer Selbstbestimmung geschätzt als in ihrer Bedeutung als Stütze für den anderen. Das kann als einengend erlebt werden. Das sexuelle Begehren und die

Erotik brauchen aber eine ausreichende Distanz und die Eigenständigkeit der Partner. So kann eine sexuelle Lustlosigkeit Folge einer zu großen Harmonisierung von zu geringer Abgrenzung der Partner sein. Eine erotische Spannung hat dann keinen Spielraum mehr.

Die Sexualtherapeutin Esther Perel hat einmal sinngemäß gesagt: »Man verliebt sich ohnehin in seinem Leben mehrmals. Und wenn man Glück hat, in denselben Mann.« Sie meinte damit, dass die Belebung der Sexualität immer wieder dadurch geschieht, dass jeder Partner in der Lage ist, von Zeit zu Zeit einen Schritt zurückzutreten und den anderen mit den neugierigen Augen eines Unbekannten anzusehen.[13] Ein Klammern aus Angst und Unsicherheit verunmöglicht aber eine solche Distanz. Nicht selten geht deshalb in einer zu harmonischen Beziehung das sexuelle Interesse verloren. Wer findet schon einen Partner sexy, der fortwährend signalisiert: »Ich brauche dich doch!« Und der Partner, der sich zu stark umklammert fühlt, wird sich über kurz oder lang der Umklammerung entziehen wollen. Er wird seine Autonomie und seine Freiheitswünsche immer mehr betonen. So entsteht schließlich aus der Dynamik des Festhaltens eine Dynamik des Losreißens. Denn die Spannung zwischen Bindungs- und Autonomiewünschen ist Teil jeder lebendigen Beziehung.

In Bezug auf die Sexualität zeigt sich dieses Dilemma manchmal bei Paaren, bei denen ein Partner eine offene Beziehung wünscht, damit er seine sexuellen Vorlieben, z. B. seine Bisexualität, ausleben könnte, was ihm ein wichtiges Bedürfnis ist. Er gesteht seiner Partnerin selbstverständlich zu, auch Sex mit anderen Partnern zu haben, allein schon wegen der Gleichberechtigung. Nur entgegnet sie dann: »Das ist ja schön und gut. Aber ohne Liebe geht das eben bei mir nicht! Ich kann den Sex nicht einfach auslagern!«

Was ist dran am Unterschied von Mann und Frau?

Biologisch gesehen sind sich die Genitalien bei Mann und Frau viel ähnlicher, als viele denken. Zuerst sind alle Geschlechter nach der Befruchtung weiblich angelegt. Erst durch die Wirkung des

13 Perel, E. (2006): Wild Life – Die Rückkehr der Erotik in die Liebe. München (Piper).

männlichen Geschlechtshormons, des Testosterons, entwickeln sich beim Fötus die männlichen Genitalien wie Hoden, Penis und Samenleiter. Anatomisch entspricht die Klitoris bei der Frau der Eichel beim Mann. Die Eichel ist berührungsempfindlich. Genauso ist das die Klitoris. Die Eichel schwillt bei Erregung an, genauso tut das die Klitoris. Zudem befinden sich bei der Frau unter den Schamlippen versteckt Schwellkörper, ähnlich den Schwellkörpern im Penis des Mannes. Die physiologische Erregung scheint also viel ähnlicher als bisher angenommen.

Studien haben gezeigt, dass sich bei Frauen die subjektiv wahrgenommene Erregung (Bewertung im Kopf) von der genitalen Erregung (Durchblutung in der Vagina) stark unterscheiden kann. Bei Männern stimmt demgegenüber die subjektiv empfundene Erregung mit der genitalen Erregung (Erektion) gut überein. Wird aber die Messung der genitalen Erregung anstatt in der Vagina an der Klitoris oder den Schamlippen gemessen, dann stimmt auch bei den Frauen die subjektiv wahrgenommene Erregung mit der genitalen viel stärker überein. Es spielt also eine große Rolle, wo man was misst.

In der schon erwähnten Studie von Peggy Kleinplatz über großartigen Sex wurde auch untersucht, ob es einen Unterschied im Erleben zwischen Männern und Frauen gibt. Es gab keinen signifikanten Unterschied, aber es fanden sich individuell Unterschiede zwischen den Männern und zwischen den Frauen.

Viele neuere Befunde sprechen dafür, dass der häufig beschworene Unterschied zwischen Mann und Frau viel kleiner ist als bisher angenommen. Die Unterschiede finden sich wesentlich stärker im Erleben von Männern untereinander ebenso wie von Frauen untereinander. Das unterstützt die sexualtherapeutische Erfahrung, dass es wichtig ist, auf die individuelle Vielfalt zu achten. Jede Person hat ihr ganz eigenes sexuelles Profil oder, anders gesagt, ihre eigene sexuelle Identität. Deshalb ist es so wichtig, unvoreingenommen und mit Interesse und Neugier an jeden Menschen mit seinem persönlichen Anliegen heranzutreten.

Kleinplatz setzte sich noch mit einer weiteren Frage kritisch auseinander, nämlich mit der Frage, welche Auswirkungen

PDE-5-Hemmer (Viagra® u. a.) auf das sexuelle Erleben des Mannes haben. Die PDE-5-Hemmer sind ohne Zweifel eine Bereicherung und inzwischen etabliert. Sie ermöglichen eine gute und nebenwirkungsarme Behandlung der erektilen Dysfunktion und eine befriedigende Sexualität für Mann und Frau. Dabei wird allerdings der Fokus der Sexualität auf die Erektion, die Penetration und den Koitus gelegt. Die Frage danach, was Mann will, was er mag, was sein sexuelles Verlangen beflügelt, droht in den Hintergrund zu geraten. In der klinischen Praxis wurde beobachtet, dass Männer vermehrt unter einer verzögerten Ejakulation und einer mangelnden Befriedigung im Sex leiden, unabhängig davon, ob sie PDE-5-Hemmer benutzen oder nicht. Eine Hypothese ist, dass der Einsatz der PDE-5-Hemmer Männer »leistungsfähiger« machen kann, sich manche Männer aber auch auf diese Leistung reduziert fühlen, ohne mit ihren individuellen sexuellen Wünschen gesehen zu werden. Interessant ist an dieser Stelle die Beobachtung, dass viele Männer zwar ein Rezept vom Arzt für PDE-5-Hemmer ausgestellt bekommen, es aber gar nicht einlösen.

Die sexuelle Zufriedenheit sollte insofern eher aus einer ganzheitlichen Perspektive als aus einer rein funktionalen betrachtet werden. Weniger die Frage »Was bringe ich sexuell zustande?« als vielmehr »Was macht mich als sexuelles Wesen aus?« zählt. Das ist eine ganzheitliche Betrachtung, die viel mehr Facetten sexueller Erlebnisfähigkeit einschließt als eine rein funktionale Sichtweise.

Symptome als Wegweiser

Ein Symptom als hilfreichen Wegweiser zu nutzen, ermöglicht oft einen unerwarteten, aber hilfreichen Zugang. Auf was will ein Symptom aufmerksam machen? Was bringt es verschlüsselt zum Ausdruck?

Dem systemischen Denken und der Systemischen Therapie liegt eine Grundhaltung von Respekt gegenüber den Menschen, ihren Anliegen und Bedürfnissen zugrunde. Es wird davon ausgegangen, dass grundsätzlich jede Person Expertin für ihre Bedürfnisse ist. Oft stehen die verschiedenen Wünsche und Bedürfnisse eines Menschen aber in einem ambivalenten Verhältnis zueinander, d.h., es gibt subjektive Anliegen, die nicht ohne Probleme zusammenpassen. So kann sich z. B. die Partnerin mehr sexuelle Abwechslung wünschen, möchte aber auf die Verletzbarkeit des Partners Rücksicht nehmen. Eine Lustlosigkeit könnte eine Kompromisslösung sein. Ihre eigenen sexuellen Wünsche »stellt sie ab« und schont (vermeintlich) den Partner. Allerdings ist der Preis eine zunehmend unbefriedigende Sexualität für beide.

Es ist wichtig, die verschiedenen Motive und Bedürfnisse gut zu verstehen. Dabei ist es hilfreich, ein Symptom oder ein Problem in seinem größeren Kontext zu erfassen. Kommt die lustlose Frau, die aus Rücksicht auf ihren Mann ihre sexuellen Wünsche für sich behält, in die Sprechstunde, wäre ein erster möglicher Zugang die Frage, vor was ihre Lustlosigkeit sie schützt. In der Annahme, dass das Symptom ein Wegweiser ist, geht die Therapeutin davon aus, dass die Frau gute Gründe hat, sich lustlos zu zeigen. Ihr Verhalten macht Sinn. Die Frage ist nur: welchen? Vielleicht steckt sie in einer Ambivalenz. In obigem Beispiel wäre das die Ambivalenz zwischen ihrem Wunsch nach mehr sexueller Abwechslung und der Rücksicht auf den Partner. Die therapeutische Aufgabe besteht darin, die Lustlosigkeit als Kompromiss widerstrebender bedeutsamer Bedürfnisse verständlich zu machen. Die Frau könnte dann darüber nachdenken, wie sie ihre Wünsche ihrem Partner gegenüber besser ausdrücken kann, ohne lustlos sein zu müssen.

Mit der Haltung von Respekt und der Beachtung des Kontextes gelingt es gut, die bisherigen Lösungsversuche der Personen ausreichend zu würdigen, im Sinne von: »Da war Ihre Lustlosigkeit erst einmal ein guter Ausweg. Nur stecken Sie jetzt in einer neuen Sackgasse. Lohnt es sich denn für Sie, weitere Wege zu versuchen, auf denen Ihre wichtigen Anliegen Gehör finden?« Es wurde in der systemischen Literatur oft so ausgedrückt: »Respekt gegenüber Menschen, Respektlosigkeit gegenüber Ideen!« Und bei der gemeinsamen Suche nach guten Alternativen ließe sich so fragen: »Wenn es so nicht geht, wie geht es dann?« In einer Therapie stellt der Sexualtherapeut sein fachliches Wissen in den Dienst einer solchen Suche, die nur gemeinsam mit den Patienten und Patientinnen gelingt.

Gerade bei psychischen Symptomen sind die Ursachen komplex und vielschichtig. Symptome und Probleme treten meist nicht zufällig zu einem bestimmten Zeitpunkt auf. Deshalb ist es wichtig, die Lebenssituation der Betroffenen sowie den Kontext des Symptoms gut zu erfassen. Leitfragen sind dabei: Was hat sich in den letzten Wochen und Monaten im Leben der Person, des Paares ereignet? Welche Veränderungen haben zu der jetzigen Situation geführt? Welche Auswirkungen hat das Problem auf die Person selbst und auf ihren Partner? Für was könnte das Symptom ein Lösungsversuch sein?

Ein Symptom oder Problem lässt sich als Alarmsignal oder auch als Wegweiser lesen. In der Regel werden körperliche oder psychische Symptome als Alarmsignal gedeutet. Schmerzen signalisieren eine körperliche Gefahr, eine Depression eine psychische Erschöpfung. Die Reaktion ist ein Anhalten, vielleicht eine Schonung und die Suche nach den Ursachen und deren wirksamer Behebung.

Symptome als Wegweiser zu sehen, lohnt sich. Sie deuten in der Regel auf wichtige, aber bisher vernachlässigte emotionale Bedürfnisse hin. Die Entdeckung und die Benennung dieser Bedürfnisse zeigen notwendige Richtungswechsel an. So lassen sie sich als kompetente Hilfen nutzen! Nicht immer sind die Wegweiser rasch zu verstehen. Es braucht oft Geduld und Hartnäckigkeit, um sie stimmig zu entschlüsseln. Aber Symptome als Wegweiser zu lesen, führt in eine Suchbewegung, die auf diese Richtungswechsel hinweist. Und eine anstehende Veränderung kann sowohl eine individuelle wie eine beziehungsbezogene Entwicklung betreffen. Meistens betrifft sie beide.

> Der 54-jährige Unternehmer **MICHAEL** kommt wegen einer Erektionsstörung in die Therapie. Er lebt seit zehn Jahren mit der attraktiven Sara zusammen. Sara ist Künstlerin. Beide genießen einen gewissen Luxus. Finanziell sei sie auf ihn angewiesen. Er würde sich schon lange von ihr mehr finanzielle Unabhängigkeit oder einen sparsameren Lebensstil wünschen. In den Diskussionen um diese Themen fühle sie sich sofort angegriffen, reagiere ungehalten und brause rasch auf. Ein konstruktives Gespräch sei nie möglich. Seine Partnerin wünsche sich von ihm mehr Sex und vor allem eine ausdauernde Erektion. Sie wolle sich begehrt fühlen und sie würde

gerne erobert werden. Er fragt sich, warum seine Erektion seit einigen Jahren immer schwächer werde. Vor allem das Nachlassen der Erektion während des Sex sei für ihn unangenehm und führe zu Klagen vonseiten seiner Partnerin. Körperlich sei alles in Ordnung. Bei der Masturbation erlebe er eine gute Steifigkeit. Allerdings stelle er sich in seiner Fantasie immer wieder seine frühere Partnerin vor, um sich zu stimulieren. Das irritiere ihn. Mit ihr sei der Sex sehr gut gewesen. Sie habe oft die Initiative übernommen und sei auch beim Sex sehr aktiv gewesen. Das habe er gemocht.

Wenn Michaels Erektionsstörung hier nicht als Störung, sondern als Wegweiser verstanden wird, dann könnte sie für Michael vielleicht Folgendes ausdrücken: »Ich fühle mich von dir ausgenutzt. Du lässt dich von mir finanziell aushalten und willst auch im Sex, dass ich dir deine Wünsche erfülle. Das ärgert mich immer mehr. Ich werde von dir immer weniger beachtet. Du willst meine Erektion, aber meine Wünsche zählen nicht. Und wenn ich mit dir reden will, braust du auf und es gibt Streit. So erreiche ich dich aber nicht. Ich will wieder beachtet und ernst genommen werden. Ich möchte, dass du mir zuhörst. Und das, was ich bisher nicht auszusprechen wagte, hat jetzt mein Penis für mich getan. Ich bin nicht mehr bereit, einfach zu funktionieren. Es ist Zeit, dass du mir zuhörst.«

Sexuelle Symptome können auch als Kommunikation verstanden werden. Sie können verschlüsselte Botschaften sein, die mit weniger Angst und Risiko verbunden sind als das direkte Ansprechen der eigenen Bedürfnisse.

Nehmen wir nochmals die sexuelle Lustlosigkeit: Was genau sagt das Symptom dem Gegenüber? Will es sagen: »Auf den Sex, den wir haben, habe ich keine Lust mehr!«? Die lustlose Person weiß aber selbst noch nicht genau, was sie stattdessen will? Oder will es sagen: »Auf dich habe ich keine Lust mehr.« Die Person traut sich aber nicht, ihren Wunsch nach mehr Distanz und Autonomie offen auszusprechen. Oder will es sagen: »Ich habe keine Lust mehr auf Sex, weder mit dir noch mit einer anderen Person«? Das ist eine Ich-Botschaft, die mit dem Partner gar nichts zu tun hat, aber Konsequenzen für die Beziehung mit sich bringt. Therapie hilft oft, Symptome in Worte zu übersetzen.

Liebe Leserin, lieber Leser,

sind Sie gerade etwas konfus? Was soll das bringen, ein Symptom als Wegweiser zu betrachten?

Vielleicht haben Sie Lust auf ein kleines Gedankenexperiment:

Stellen Sie sich vor, Sie haben die letzten Wochen hart gearbeitet. Es war im Betrieb viel los. Sie waren ständig gefordert und es hagelte trotzdem von überallher Kritik. Sie machen sich Sorgen um Ihre alten Eltern, die nicht mehr so gut alleine zurechtkommen. Sie nehmen sich wieder einmal vor, sie öfter zu besuchen und nach dem Rechten zu schauen. Auch Ihre Kinder könnten für die Schule noch etwas mehr Hilfe von Ihnen brauchen. Ihr Sohn hat gerade wieder eine ungenügende Note nach Hause gebracht. – Und heute Abend hat Sie Ihr Partner / Ihre Partnerin zu einem Diner im besten Restaurant am Platz eingeladen, um Ihnen eine Freude zu machen und Sie einmal auf andere Gedanken zu bringen. Vielleicht wären Sie danach so entspannt (oder Ihr Partner / Ihre Partnerin hofft das), dass Sie auch noch Lust auf Sex hätten (das letzte Mal ist schon eine Weile her).

Wie geht es Ihnen gerade? Freuen Sie sich auf diesen Abend, ganz alleine mit Ihrem Partner / Ihrer Partnerin, an dem Sie endlich einmal wieder gemeinsam lachen können? Oder wären Sie jetzt am liebsten einfach nur ganz für sich, alleine? Sie könnten sich mit Ihrer Netflix-Serie ins Bett verkriechen und die ganze Welt drumherum einmal vergessen. Würden Sie sich trauen, Ihrem Partner / Ihrer Partnerin das so zu sagen? Schließlich hat er/sie Ihnen die letzten Wochen so viel abgenommen, dass er/sie es mehr als verdient hätte, dass Sie sich über ihre Einladung freuen.

Da bekommen Sie am Nachmittag schlimme Kopfschmerzen. Ist das nun eine Störung – und Sie nehmen eine Schmerztablette, damit Sie auf jeden Fall das Diner genießen können? Oder sind Sie vielleicht im Stillen ein wenig erleichtert, weil Sie jetzt ins Bett gehen dürfen, ohne Ihren Partner / Ihre Partnerin zurückweisen zu müssen? Und morgen müssen Sie sicher auch noch zu Hause bleiben deswegen. Endlich einmal ausruhen!

Da wären Ihre Kopfschmerzen doch ein Wegweiser, der Sie darauf hinweist, dass Sie Ruhe und Erholung brauchen?

Sex im Alter – eine gute Nachricht

Nach wie vor herrscht in unserer Gesellschaft ein defizitäres Altersbild vor. Alte Menschen verlieren ihre Spannkraft, die Beweglichkeit lässt nach, sie sind griesgrämig und haben immer was, worüber sie sich beklagen. Wer kennt das nicht, dass der 71-jährige Bekannte betont, wie fit er noch ist im Gegensatz zum Nachbarn, der »ja nun wirklich alt geworden ist«. Die Furcht vor dem Altern als Prozess des körperlichen und geistigen Verfalls ist allgegenwärtig. Das defizitäre Altersbild spiegelt sich auch in der Vorstellung der Sexualität älterer Menschen wider, und zwar sowohl bei den Jungen wie den Alten selbst. Manche alten Menschen meinen, sie müssten doch nun asexuell werden, und glauben, es sei etwas falsch an ihnen, weil sie noch sexuelle Wünsche haben.

Die gute Nachricht: Sexualität bleibt bis ins hohe Alter eine Quelle von Lebensenergie, und zwar auf der biologischen, seelischen und geistigen Ebene. Sexuelles Verlangen, Fantasien und der Wunsch nach Geschlechtsverkehr bleiben lange bestehen. Eine aktive Sexualität führt zu Wohlbefinden und Geborgenheit und geht mit einer besseren Gesundheit einher. Es ist in zahlreichen Untersuchungen belegt, dass das Vorhandensein einer Partnerschaft und das sexuelle Interesse des Partners entscheidend dafür sind, ob die Sexualität auch im Alter aktiv gepflegt wird. Solange Menschen in Paarbeziehungen leben, bleibt der Austausch von Zärtlichkeiten und Sexualität bei den meisten lebendig, sofern sie auch in früheren Jahren sexuell aktiv waren. Das Alleinleben ist der größte Risikofaktor für das Ende der aktiven Sexualität, selbst wenn sexuelle Fantasien und Wünsche bleiben. Interessant ist übrigens noch ein weiterer Befund: Paare, die im Alter von 60 Jahren neu zusammenkommen, haben statistisch häufiger Sex miteinander als Paare mit 30 Jahren, die schon mehr als fünf Jahre zusammen sind. Der Anfang einer Liebesbeziehung geht also unabhängig vom Alter mit einer höheren sexuellen Aktivität einher. Oder anders ausgedrückt: Die sexuelle

Aktivität in einer verbindlichen Partnerschaft ist stärker davon abhängig, wie alt die Partnerschaft ist, als wie alt die Partner sind.

Die Generation der heute 70-Jährigen hat als Jugendliche in der 68er-Bewegung eine Liberalisierung im Umgang mit Körper und Sexualität kennengelernt. Mit der Einführung der Pille Anfang der 1960er-Jahre war es möglich, ohne die Angst vor einer Schwangerschaft sexuell aktiv zu sein. Das führte zu einer großen Befreiung. Ältere Menschen gehen heute offener mit ihrer Sexualität um als noch die Generation ihrer Eltern. Und sie sind offener gegenüber Beratungs- und Therapieangeboten. Das Thema Sexualität, Genuss und Erotik sowie die Darstellung von nackten Körpern älterer Menschen sind in den Medien angekommen. Inzwischen gibt es regelmäßig Spielfilme, Berichte und Sendungen zu diversen Facetten dieses Themas. So wird z.B. über die Tätigkeit als Sexbegleiterin oder die Privatsphäre in Alterszentren berichtet. Auch die Forschung befasst sich vermehrt mit dem Thema. Allerdings liegt das Augenmerk immer noch stark auf den sexuellen Funktionen wie Koitusfrequenz, Erregungsfunktion und Orgasmus. Für eine differenzierte Betrachtung würde es sich lohnen, verstärkt zwischen sexuellem Interesse, sexueller Aktivität und Zufriedenheit mit der Sexualität zu unterscheiden. So könnte eine individuelle Perspektive mehr ins Zentrum rücken, in der es weniger um die Frage nach der Funktion ginge, also um die Frage »Was geht denn noch?«, als vielmehr um die Frage nach der eigenen sexuellen Identität, sprich: »Was macht Sie sexuell aus – gestern und heute?« und »Was bedeutet es für Sie, Ihre Intimität und Sexualität weiter pflegen zu können?«.

Die Wünsche an eine Partnerschaft verlagern sich im Alter. Der Wunsch, »nicht alleine alt werden zu müssen«, wird wichtiger als der Wunsch nach Autonomie. In der gemeinsamen Sexualität werden Zugehörigkeit, Intimität und Verbundenheit weiterhin erlebt. Es werden oft andere Formen einer Intimität wichtiger als der Geschlechtsverkehr. So sind der Austausch im Gespräch und zärtliche Berührungen für das Gefühl von Nähe und Verbundenheit noch wichtiger als in früheren Jahren. Nicht das sexuelle Interesse lässt nach, sondern es sucht sich andere Ausdrucksformen. Man nennt das auch die »zweite Sprache der Sexualität«.

Die gute medizinische Versorgung sowie die verhältnismäßig sichere Existenz in unserer Gesellschaft ermöglichen für viele ein aktives und gesundes Leben bis ins höhere Alter. Die 75-Jährigen von heute entsprechen oft den 60-Jährigen von damals. Allerdings klaffen Fitness und Gesundheit innerhalb eines Paares, also von Partner zu Partner, sehr viel weiter auseinander, als das bei jüngeren Paaren in der Regel der Fall ist. Der eine erfreut sich guter Gesundheit, ist gerne sportlich aktiv, unternimmt ausgedehnte Wanderungen oder Fahrradtouren, während der andere durch eine Arthrose oder beginnende Demenz deutlich eingeschränkt ist. Vielleicht macht sich ein großer Altersunterschied der Partner stärker bemerkbar als in jungen Jahren. Für die sexuelle Aktivität kann das heißen, dass sie vermieden wird, obwohl noch Interesse da wäre. Man nennt das den *interest-activity-gap*, den Graben zwischen Interesse und Handeln. Der Erhalt der Beziehung wird höher gewichtet als die individuellen Wünsche. Dadurch wird zum einen der Partner, der eingeschränkter ist, geschont. Zum anderen werden spannungsgeladene Auseinandersetzungen vermieden, indem auf den Sex verzichtet wird.

Ohne Frage haben die körperlichen Veränderungen durchs Altern Auswirkungen auf die Sexualität. Der Mann braucht bei einer sexuellen Stimulation z. B. länger, bis eine Erektion eintritt, und der Penis wird in aller Regel weniger hart. Die Erektion ist störanfälliger und die Zeit bis zur Ejakulation dauert länger. Manche Paare schätzen es, sich mehr Zeit beim Sex lassen zu können. Männer, die sich mit der Erregungsfähigkeit in jüngeren Jahren vergleichen, neigen eher zu einer sexuellen Unzufriedenheit. Bei der Frau ist die Schleimhaut der Vagina durch den verminderten Östrogenspiegel dünner geworden und es braucht auch bei ihr länger, bis sie ausreichend feucht wird. Wenn die Penetration zu früh versucht wird, können Schmerzen beim Geschlechtsverkehr auftreten. Der Einsatz von Gleitmittel bringt oft schon eine nachhaltige Verbesserung.

Für eine verlässliche Erektion werden PDE-5-Hemmer heute von vielen Männern selbstverständlich genutzt. Auch viele Partnerinnen schätzen es, sich für die eigene Erregung auf die »richtige Erektion« ihres Partners verlassen zu können. Auf die Gefahr, dass Mann dadurch auf die Funktion reduziert wird und andere wesentliche

Aspekte der sexuellen Begegnung möglicherweise außer Acht bleiben, wurde bereits hingewiesen.

Ältere Menschen sind oft Beziehungsexperten. Viele haben in ihrem Leben guten wie schlechten Sex erlebt. Manche wissen, dass ihre besonderen sexuellen Begegnungen sehr wenig mit »gutem Funktionieren« zu tun haben, sondern mit dem Gefühl, sich hingeben zu können, sich vom anderen getragen zu fühlen, und mit einem Gefühl völliger Präsenz, in dem es »nur uns zwei gibt«. Das ist ein Sex, der es lohnt, gewollt zu werden, ein *Sex worth wanting* wie Peggy Kleinplatz es nennt. Das ist im Alter nicht anders als im übrigen Leben.

WERNER und **BRIGITTE** sind beide 66 Jahre alt und pensioniert. Beide waren mit ihrem Beruf recht identifiziert und demzufolge auch engagiert. Sie haben erwachsene Kinder und Enkelkinder, mit denen sie einen guten Kontakt pflegen. Die Umstellung auf das Rentendasein meistern sie etwas unterschiedlich. Während Brigitte sich mit den Enkeln engagiert, sich aktiv und ausgefüllt fühlt, tut sich Werner schwerer damit, seine Zeit selbstständig zu gestalten. Manchmal sei er sogar auf die Enkel eifersüchtig, die so viel Liebe von Brigitte bekämen. Er sucht die Zweisamkeit mit Brigitte, möchte mit ihr viel teilen und ihre Nähe. Brigitte mag ihre wiedergewonnene Freiheit, genießt es, Dinge alleine oder mit Freundinnen zu unternehmen, und fühlt sich durch Werners Anhänglichkeit eingeengt.

Anlass für die Paartherapie waren ihre Probleme in Bezug auf ihre gemeinsame Sexualität. Drei Monate bevor sie in die Therapie kamen, musste sich Werner einer radikalen Prostataoperation unterziehen. Im Anschluss trat kurzzeitig eine Inkontinenz auf, die inzwischen wieder verschwunden ist. Geblieben sind eine retrograde Ejakulation (die Ejakulation geht in die Blase) und Erektionsstörungen. Werner spürt nach wie vor ein sexuelles Interesse und will mit Brigitte Wege finden, ihre Sexualität wieder aufnehmen zu können. Brigitte hatte gehofft, dass sie nach der Prostataoperation von Werner den Geschlechtsverkehr endlich ad acta legen kann und sie andere Formen zärtlicher Intimität finden würden. Der Geschlechtsakt war für Brigitte nie sehr wichtig und auch nicht sonderlich erfüllend. Für Werner war der regelmäßige

Sex mit Penetration und Orgasmus wichtig und er schätzte diese Form der körperlichen Erregung und Nähe. Brigitte schätzte Werner als guten und liebenswerten Mann sehr, weshalb sie sich auf den regelmäßigen Sex einmal pro Woche stets pragmatisch einließ. Sie kam durch klitorale Stimulation zum Orgasmus. Werner glaubte deshalb stets, dass der Sex auch für Brigitte schön und gewünscht sei. So hatten sie am Tag vor der Operation »wie zum Abschied« nochmals Geschlechtsverkehr miteinander.

Brigitte ist eine resolute, selbstbewusste Frau, die ihre Meinung vertreten kann und sich auch nicht scheut, bei anderen anzuecken. Werner ist ein warmherziger Mann mit weichen Zügen, der die Bestätigung von außen braucht und der deshalb auf das Wohlergehen anderer achtet.

Die Bedürftigkeit von Werner nach Nähe und gemeinsamer Zeit gepaart mit seinen sexuellen Wünschen machten Brigitte wütend. Ihrem Ärger entgegnet Werner verteidigend, dass er ihr gegenüber doch immer aufmerksam und rücksichtsvoll gewesen sei und seine Wünsche nach Sex schließlich normal seien.

Die Paartherapie umfasste lediglich vier Sitzungen und das Paar empfand die Gespräche als hilfreich. Durch die respektvolle, wertneutrale Gesprächsführung fanden beide Partner mit ihrem Anliegen Gehör. Die mit den sexuellen Wünschen gekoppelten Beziehungswünsche sowohl nach Bestätigung (Mann) als auch nach Freiheit (Frau) konnten ausgesprochen werden. Die Basis einer tiefen Verbundenheit wurde wieder spürbar und beide konnten ihre fordernde, resp. verteidigende Haltung aufgeben und sich dem anderen erneut liebevoller annähern. Dabei kam es nicht zu vermehrter sexueller Aktivität und dennoch zu einer größeren Nähe, die beide als stimmig empfanden. Werner spürte wieder eine liebevolle Zuwendung seiner Frau und Brigitte konnte sich selbstbestimmt und »aus freien Stücken« ihrem Mann zuwenden.

Mit diesem Beispiel möchte ich verdeutlichen, wie sehr sexuelle Wünsche mit Beziehungswünschen oder -ängsten verwoben sind. Es lohnt sich, sorgfältig hinzuschauen und gut zu verstehen, welche Dynamiken jeweils mit im Spiel sind.

Liebe Leserin, lieber Leser,

ich hoffe, für Sie sind einige Aspekte der Sexualität verständlicher geworden. Mithilfe der folgenden Fragen können Sie noch einmal innehalten und prüfen, wie es ganz individuell bei Ihnen ist:

1. Ist Ihre Lust auf Sex immer gleich entflammbar?
2. Gab es Zeiten, in denen Sie leicht entflammbar waren, und auch Zeiten, in denen Sie kaum für Sex ansprechbar waren?
3. Was sind für Sie erotische Reize – eher visuelle oder situative?
4. Und auf was reagiert Ihr Partner / Ihre Partnerin?
5. Reden Sie miteinander darüber?
6. Haben Sie Ihren Partner / Ihre Partnerin auch schon verführen können, obwohl er/sie zuerst gar nicht wollte? Wie ist das gelungen?
7. Sie sind nun schon lange Jahre mit Ihrem Partner / Ihrer Partnerin zusammen. Wie hat sich der Sex verändert?
8. Was ist Ihnen heute in Ihrer erotischen Verbindung wichtig?
9. Ist das etwas anderes als früher?

3 SEXUALSTÖRUNGEN LÖSEN

» Besonders spannend ist für mich die Übersetzung von Bedürfnissen in körperliche und sexuelle Gesten und umgekehrt. Sex kann existenzielle Tiefe haben. Der ganze Mensch kommt darin höchst persönlich vor mit seinen grundlegenden Bedürfnissen. «

Angelika Eck[14]

Liebe Leserin, lieber Leser,
stellen Sie sich vor, Sie suchen einen Ausweg aus einem Labyrinth: Der Weg, den Sie gerade eingeschlagen haben, führt in eine Sackgasse. Sie gehen zurück und an der Abzweigung nehmen Sie einen anderen Weg. Aber im Labyrinth verliert man rasch die Orientierung und Sie merken plötzlich, dass Sie schon wieder denselben Weg laufen. Werden Sie jetzt unruhig oder geraten vielleicht sogar in Panik?

Jetzt stellen Sie sich vor, Sie könnten wie ein Adler in die Lüfte abheben und sich das Labyrinth von oben ansehen. Wie leicht wäre es jetzt für Sie den richtigen Weg zu sehen!

14 Eck, A. (2021): Schlafzimmerblick. Hamburg (HarperCollins).

Probleme lösen ist ein bisschen wie durchs Labyrinth gehen: Man sucht Auswege. Dabei probiert man den einen oder anderen Weg aus und landet in Sackgassen, mal früher, mal später. Eine hilfreiche Therapie ist ein bisschen wie mit dem Adler in die Lüfte steigen zu können und mit einer neuen Erfahrung wieder auf der Erde zu landen.

In diesem Kapitel sollen therapeutische Haltungen und Interventionen vorgestellt werden, die sich in der systemischen Sexualtherapie bewährt haben. Viele davon lassen sich auch ohne therapeutische Hilfe anwenden. Das Gelingen zwischenmenschlicher Beziehungen fördert die psychische wie körperliche Gesundheit. Die meisten Menschen wollen in einer Beziehung leben. Sie fühlen sich weniger alleine, erleben es als bereichernd, ihr Leben mit einem anderen Menschen teilen zu können. Menschen wachsen und gedeihen in Beziehungen. Das gilt selbstverständlich nicht für alle gleich. Manche fühlen sich alleine und ungebunden wohler, manche fühlen sich zu stark durch die Bedürfnisse anderer eingeengt oder sie haben zu viele Enttäuschungen erlebt. Aber auch sie beschäftigen sich mit der Frage, wie sie ihre individuelle Sexualität stimmig leben können.

Zur Erfüllung ihrer Bedürfnisse brauchen die meisten Menschen ein Gefühl der sicheren Bindung, das maßgeblich durch körperliche Nähe und Berührungen erzeugt wird. So nehmen wir unwillkürlich jemanden in den Arm, um ihn zu trösten. Aber wir brauchen auch die Autonomie und Freiheit, wir selbst zu sein. Deshalb gelingen intime zwischenmenschliche Beziehungen nur, wenn die Partner die Spannung zwischen Nähe und Distanz ebenso wie die zwischen Bindung und Autonomie ausbalancieren können. Das bedeutet aber nicht ausschließlich gute Abgrenzung, also die Kompetenz, für sich einzustehen. Sondern es bedeutet vor allem die Fähigkeit, den anderen für seine Anliegen zu gewinnen. Jürg Willi hat es einmal so ausgedrückt:

> »*Jeder ist die Hauptperson auf der Bühne seines Lebens. Aber wir können unsere Geschichte nicht spielen ohne die Mitspieler, die uns unsere Rolle zugestehen.*«[15]

15 Willi, J. (2007): Wendepunkte im Lebenslauf. Stuttgart (Klett-Cotta).

Nach wie vor finden die meisten sexuellen Begegnungen in verbindlichen Beziehungen statt. Deshalb fokussieren die Themen in diesem Buch auf der Wechselwirkung von Sexualität und Paarbeziehung. Welche Verstrickungen sind dabei häufig und wie kann die Sexualität in einer langjährigen Partnerschaft lebendig bleiben? Die einzelnen Abschnitte lassen sich drei Kategorien zuordnen:

1. grundlegende systemische Haltungen
2. spezifische Themen im Kontext von Sexualität und
3. Interventionen.

Natürlich passt nicht alles, was hier beschrieben wird, für jeden und jedes Problem. Jede Therapie verläuft in einem Prozess, der sich durch die Bereitschaft aller Beteiligten zur gemeinsamen Suche nach hilfreichen Lösungen entwickelt. Dabei gibt es Sackgassen ebenso wie gute Fortschritte.

Hilfreiche Haltungen

Stellen Sie sich vor, Sie suchen eine Beratung oder Therapie auf, um Ihre Probleme mit einer Fachperson besprechen zu können. Was würden Sie von der Person erwarten? Natürlich erwarten Sie, dass sie kompetent ist. Aber wahrscheinlich zu allererst, dass sie Sie ernst nimmt und Ihnen interessiert zuhört, oder?

Auftragsorientierung in der Systemischen Therapie

Generell gilt Psychotherapie als eine der wirksamsten Heilmethoden. Sie kann mit vielen Therapien somatischer Probleme mithalten und ist manchen überlegen. Auch die Paartherapie gilt als ein wirksames Therapieverfahren. Entscheidend für den Erfolg einer Therapie sind weniger die spezifischen angewandten Verfahren, also die unterschiedlichen Schulen, oder die Person des Therapeuten, sondern die Qualität der therapeutischen Beziehung sowie die Klienten selbst (ihre Motivation, ihre Persönlichkeitsmerkmale, ihre Ressourcen), ihre Lebenssituation und wie sie selbst diese bewerten. Eine tragfähige therapeutische Beziehung aufzubauen ist eine wesentliche Aufgabe des Therapeuten. Sie sollten sich als Klient verstanden fühlen. Dabei ist Empathie nicht einfach eine Fähigkeit des Therapeuten, die er hat oder nicht hat. Empathie bedeutet, sich aktiv um das Verstehen seines Gegenübers zu bemühen. In der Paartherapie heißt das natürlich, dass sich der Therapeut um beide Partner so bemüht, dass sich jeder verstanden fühlt. Wenn am Ende der Sitzung jeder Partner sagen kann: »Der Therapeut war auf meiner Seite«, dann hat der Therapeut gute Arbeit geleistet.

Neben der Güte der therapeutischen Beziehung ist es für den Erfolg einer Therapie wichtig, eine Einigung über die Ziele und die hinführenden Schritte zu treffen. Die Therapeutin könnte Sie z. B. fragen: »Was ist für Sie persönlich und Ihre Beziehung ein erstrebenswertes Ziel dieser Gespräche?« oder »Wenn Sie am Ende unserer Gespräche sagen können, dass Sie Ihrem Ziel nähergekommen sind, was hätten Sie oder Ihr Partner dann verändert?« und darüber hinaus: »Welche Aufgabe geben Sie mir als Therapeutin dabei?«

Es ist für Klienten nicht immer einfach, die Ziele schon am Anfang klar zu benennen. Oft steht das Leiden im Vordergrund: »Das Problem soll weg sein« oder »Ich will den Streit nicht mehr«. Auch allgemeine Aussagen sind häufig: »Ich will es wieder besser haben in meiner Beziehung.« Entscheidend ist, dass die Therapeutin solche Aussagen so umformulieren kann, dass es möglich wird, Ziele ins Visier zu nehmen. Z. B. könnte sie sagen: »Verstehe ich Sie richtig: Wohin genau die Reise gehen soll, ist noch nicht ganz klar. Aber dass Sie sich auf den Weg machen wollen, das ist sicher. Und ich bin erst einmal die Reisebegleiterin?« In der Systemischen Therapie nennt man diese Phase der Therapie *Auftragsorientierung.* Dadurch wird die Verantwortung für das Tempo und die Veränderungen aufseiten der Klienten betont. Die Therapeutin ist für eine wertschätzende Atmosphäre verantwortlich, für die Struktur im Gespräch sowie den Prozess. Die Klienten vollziehen die Veränderungen.

Ein Kernziel jeder Therapie ist die »Korrektur emotionaler Erfahrungen«. Was ist damit gemeint? Das lässt sich am besten an einem Beispiel verdeutlichen:

Eine Frau hat in ihrer Herkunftsfamilie die Erfahrung gemacht, dass sie weniger wichtig war als andere, sie wurde als »die kleine

Dumme« behandelt. Sie hat verinnerlicht: »Meine Meinung zählt nichts. Ich bin ja klein und dumm.« Als Kind ist sie auf die Fürsorge durch ihre Familie angewiesen, also lernt sie, diese Zuschreibung zu übernehmen, sich selbst als »klein und dumm« zu bewerten und sich entsprechend zu verhalten. Später in ihrer Ehe überlässt sie wichtige Entscheidungen ihrem Mann. Auch in der Sexualität muss immer er die Initiative übernehmen. Der Mann aber beklagt sich über die Passivität seiner Frau in deutlich vorwurfsvollem Ton. In der Paartherapie zeigt sich, dass die Frau sehr wohl eine eigene Meinung und sexuelle Wünsche hat. Aus Angst davor, von ihrem Mann für dumm gehalten zu werden, äußert sie diese aber nicht. Der vorwurfsvolle Ton bestätigt ihre Angst. Eine korrigierende emotionale Erfahrung wäre hier, dass die Frau durch die Erfahrung, von der Therapeutin ernst genommen zu werden, und mit dem Halt im therapeutischen Gespräch ihre sexuellen Wünsche ihrem Mann gegenüber formuliert und ihre Angst vor Abwertung dabei aushält. Die Therapeutin könnte ihr helfen wahrzunehmen, wie sie sich in diesem Moment fühlt, wo die Angst ist, vielleicht wo Kraft und Mut sind, wenn sie ihre Meinung laut ausspricht. Vielleicht reagiert auch der Mann berührt und sagt: »Ich bin froh zu hören, was du willst, und ich weiß jetzt wieder, dass du was von mir willst. Das tut mir gut.« Das wäre eine korrigierende emotionale Erfahrung für beide und wichtig für ein neues Verhalten.

Fragen statt Angreifen

Mit der Komposition und Choreografie guter Fragen hat sich eingehend Carmen Beilfuß befasst. Sie hat Bücher geschrieben mit Titeln wie *Fragen können wie Küsse schmecken*[16] und *Ein Himmel voller Fragen.* Zur Bedeutung guter Fragen schreibt sie im Vorwort, sie wünsche sich einen fragenden Begleiter,

> *» einen, der nicht aufhören würde, klug und in feinsinnigen Worten nachzufragen und genau damit meine Gedanken, Vorstellungen, mein inneres Wissen, meine Erfahrungen ans Licht*

16 Kindl-Beilfuß, C. (2022): Fragen können wie Küsse schmecken. Systemische Fragetechniken für Anfänger und Fortgeschrittene. Heidelberg (Carl-Auer), 11. Aufl.

holen und zusammenfügen würde zu Antworten. Antworten, die aus mir selbst kommen – und die ich doch nie allein gefunden hätte «.[17]

Gute Fragen zu stellen ist eine Kunst. Wann fühlen Sie sich durch Fragen berührt oder angeregt? Wann löst eine Frage bei Ihnen Nachdenken aus? Gute Fragen vermitteln ehrliches Interesse, regen zu neuen Sichtweisen an oder bringen verborgenes Wissen zum Vorschein. Gute Fragen erwarten auch keine schnellen Antworten. Sie regen an und setzen etwas in Bewegung. Das kann die Bewertung der Vergangenheit ebenso wie die Optionen für die Zukunft betreffen. Gute Fragen öffnen den Horizont für neue Sichtweisen.

Grundsätzlich ließe sich bei einem Problem etwa danach fragen, in welcher Lebenssituation es auftrat, wem es erstmals auffiel, was es mit dem einen und mit dem anderen Partner gemacht hat, wer am meisten darunter leidet, für wen es vielleicht gewisse Vorteile mit sich bringen könnte u. a. m. Solche Fragen verflüssigen Problemzuschreibungen und stellen das Erleben der Betroffenen in einen größeren Zusammenhang. So kann eine andere Perspektive eingenommen werden. Denken Sie an die Adlerperspektive, wie sie am Anfang dieses Kapitels beschrieben wurde.

Mithilfe von guten Fragen gelingt es, ein Gefühl von Kompetenz wiederzuerleben. Versuchen Sie ein kleines Experiment und stellen Sie sich versuchsweise folgende Fragen:

- »Wann gelingt es mir/uns, das Problem einmal beiseitezulassen?«
- »Was meistere ich/was meistern wir trotz allem gut?«
- »In welchen Momenten fühle ich mich stark/unbeschwert/voller Energie?«
- »Abgesehen von der jetzigen Krise: Wann hatten wir schon einmal eine schwere Zeit miteinander und wie haben wir die gemeistert?«
- »Was war dabei hilfreich? Wie ist es uns damals gelungen, miteinander im Gespräch zu bleiben?«

17 Kindl-Beilfuß, C. (2015): Ein Himmel voller Fragen. Systemische Interviews, die glücklich machen. Heidelberg (Carl-Auer), S. 10.

Wie fühlen Sie sich nun? Schon etwas zuversichtlicher und in der Lage, auch dieses Problem zu lösen, selbst wenn nicht grad sofort? Solche guten Fragen unterstellen Fähigkeiten. Wenn es Ihnen gelingt, diese Erinnerungen zu aktivieren, wird auch das zugehörige Gefühl von Stärke wiederbelebt – und zwar im Hier und Jetzt.

Im Konflikt neigen Personen dazu, dem anderen mit Vorwürfen zu begegnen. Ein Mann wirft seiner Frau vor: »Du bist seit Langem so verschlossen! Nie hast du Lust! Immer muss ich anfangen! Immer habe ich die ganze Arbeit!« Oder eine Frau wirft ihrem Mann vor: »Wenn du mir nie hilfst im Haushalt, kein Wunder bin ich sauer. Und dann erwartest du noch Sex am Abend? Egoistischer geht's wohl nicht mehr!« Hinter Vorwürfen verbergen sich oft Enttäuschung, Verletzung oder die Angst, nicht zu genügen, als schwach zu gelten, bis hin zur Unsicherheit, ob der andere einen überhaupt noch liebt. In einer emotionalen Verfassung von Unsicherheit ist es zunächst sicherer, dem anderen das vorzuwerfen, wovon man enttäuscht ist, als sich selbst verletzt und unsicher dem anderen gegenüber zu zeigen, nach dem Motto: »Angriff ist die beste Verteidigung«. Schließlich läuft man mit offenem Visier Gefahr, noch schwerer verwundet zu werden. Allerdings führen Vorwürfe in der Regel in eine Spirale von Angriff und Gegenangriff, in ein »Ja, aber ...!«, anstatt zu Beruhigung und Verständnis.

In der Systemischen Therapie gibt es die sogenannte VW-Regel, die besagt, dass Vorwürfe unglücklich formulierte Wünsche sind und es hilfreich ist, den Wunsch hinter dem Vorwurf zu finden. Der häufige Vorwurf »Du bist abends nie zu Hause!« könnte als Wunsch gelesen heißen: »Ich würde gerne wieder einmal einen Abend mit dir gemeinsam verbringen!« Das klingt gleich ganz anders. Den Wunsch einer bedeutsamen Person kann man besser entgegennehmen, auch wenn man ihn nicht unmittelbar erfüllen kann.

Um aus einer Position des Angriffs herauszukommen, sind Fragen gute Helfer, am besten noch kombiniert mit einer »Ich-Botschaft«, also einer Äußerung über das eigene Erleben, und der Botschaft, dass der andere einem nach wie vor wichtig ist. Das könnte beim Vorwurf des Mannes an seine Frau etwa so aussehen: »Ich komme gar nicht mehr an dich heran. Das merke ich auch im Sex. Mir liegt an dir und ich möchte dir wieder nah sein. Was ist los mit dir? Was stimmt für dich nicht mehr? Hast du Sorgen?« Oder die Frau könnte ihrem Mann vielleicht so begegnen: »Wenn ich die Haushaltsarbeit alleine machen muss, fühle ich mich von dir im Stich gelassen. Und Lust macht's mir auch nicht. Aber ich würde dir gerne wieder näher sein wollen. Was macht es dir so schwer, mit anzupacken?« Es ist zumindest eine Chance für einen Dialog der Zuwendung.

Liebe Leserin, lieber Leser,

welche Fragen würden Sie zu einem offenen Dialog animieren? Welche Frage würden Sie gerne einmal Ihrem Partner / Ihrer Partnerin stellen? Und welche würden Sie gerne einmal gestellt bekommen?

Kennen Sie das? Sie haben mal wieder unter großem Zeitdruck für Ihre ganze Familie das Abendessen hergerichtet. Es ist Ihnen als Eltern wichtig, dass Sie als Familie mindestens einmal am Tag alle zusammensitzen. Aber sollten dabei die anderen nicht ruhig mal mithelfen? Schließlich sind Ihre Kinder alt genug, um auch selbst einmal auf die Idee zu kommen, den Tisch zu decken. Warum müssen Sie das immer erst einfordern? Und dann gibt's noch Diskussionen. Ihr Mann / Ihre Frau könnte Ihnen auch mal unter die Arme greifen und mit gutem Beispiel vorangehen. Außerdem haben Sie heute gearbeitet – wie er/sie auch! Sie sind wütend und wollen losschimpfen.

Bevor Sie loslegen, halten Sie kurz inne und stellen Sie sich ein paar Fragen: Was macht Sie im Grunde so wütend?

Fühlen Sie sich nicht wertgeschätzt als Frau/Mann und/oder als Mutter/Vater?

Haben Sie vielleicht wieder einmal zu lange gearbeitet, um etwas fertigzustellen, und werfen sich jetzt schlechtes Time-Management vor?

Sind Sie sich mit Ihrem Mann / Ihrer Frau uneinig, was Sie an Hilfe im Haushalt von den pubertierenden Kindern verlangen wollen?

Wollen Sie so gerne einmal ein Paarwochenende mit Ihrem Mann / Ihrer Frau verbringen – nur Sie zwei? Aber Sie zögern noch, ob Sie die Kinder schon alleine lassen können?

Es mag sein, dass Sie mehrere Fragen mit Ja beantworten würden.

Und was wäre anders, wenn Sie anstelle von Vorwürfen über diese Sehnsüchte mit Ihrem Mann / Ihrer Frau ins Gespräch finden könnten?

Immer mal anhalten

»Beziehungen werden von alleine schlechter!« oder anders gesagt: Beziehungen brauchen Pflege – genauso wie der Garten, das Hobby und die Freundschaften. Ohne Pflege droht Zerfall. Stress, Routine, berufliche und familiäre Aufgaben sind unausweichlich in einer dauerhaften Beziehung. Umso wichtiger ist es, sich immer wieder Paarinseln zu schaffen. Die entstehen im Alltag selten »spontan«, sondern müssen geschaffen werden. Dazu braucht es den Willen und ein aktives Engagement. Es braucht ungestörte Zeit, in der dem Partner die volle Aufmerksamkeit gilt. Immer mal wieder anhalten, aus dem fahrenden Zug aussteigen und in Ruhe sich umschauen, das tut einer Beziehung gut. Damit ist nicht der Austausch von Organisatorischem gemeint, sondern eine ungeteilte Zuwendung, so als würde man den anderen neu entdecken. Das weckt Interesse auf beiden Seiten.

Partner beklagen oft ihre schlechte Kommunikation, obwohl sie berichten, wie viel und intensiv sie miteinander reden. Bei genauerem Nachfragen wird dann deutlich, wie sehr jeder wiederholt seine Argumente vorbringt oder sich verteidigt, aber wie wenig zugehört wird. Zuhören ist nicht als Schweigen gemeint, sondern als aktives Zuhören. Eine tiefe Kommunikation lebt meistens weniger vom viel Reden, sondern vom guten Zuhören. So entsteht ein Gefühl wie »Ich werde gesehen, ich bin gemeint«.

Es gibt eine Reihe von »Instrumenten« dafür, wie ein Paargespräch mit Begegnungscharakter geführt werden kann. Allen ist gemeinsam, dass jeder Partner Redezeit hat und von ihm Zuhören erwartet wird, wenn der andere an der Reihe ist. Für die meisten Menschen ist das Zuhören die deutlich anstrengendere Aufgabe.

Auch die sexuelle Begegnung hat eine hohe kommunikative Bedeutung. Mal geht es darum, sich ohne viele Worte der körperlichen Lust hinzugeben. Ein anderes Mal geht es darum, sich im Sex mit dem Partner als Mann resp. Frau attraktiv und kraftvoll fühlen zu können, im Sinne eines: »Durch deine Lust erlebe ich mich als Mann/Frau bestätigt.« Und ein anderes Mal dient die sexuelle Begegnung der Festigung der Intimität als Paar. Der Sex bestätigt: »Ja, wir gehören zusammen. Bei dir bin ich aufgehoben und sicher!« Kein Grund ist schlechter und keiner ist besser. Partner haben nicht in jedem Moment die gleichen Motive, sondern unterschiedliche. Ob eine sexuelle Begegnung als innig und bedeutungsvoll erlebt wird, kann dabei mehr vom Gespräch über die Begegnung als vom sexuellen Tun selbst abhängen.

Kennen Sie nicht auch ganz unterschiedliche Gründe, warum Sie Sex haben wollen oder sich auf Sex einlassen? Wie viele Gründe fallen Ihnen spontan ein? Sprechen Sie mit Ihrem Partner / Ihrer Partnerin darüber?

Ambivalenzen bejahen

Das Gefühl, zerrissen zu sein, kennt jeder. Wie oft sind wir zwischen sich widersprechenden Wünschen hin und hergerissen. Ambivalenzen sind in unser aller Leben allgegenwärtig. Wer kennt in einer Beziehung nicht den Zweifel, ob es noch gut ist, zu bleiben, oder an der Zeit, zu gehen? Der Zustand verursacht schlaflose Nächte und raubt viel Energie. Es wird versucht, den quälenden Zustand durch eine Entscheidung aufzulösen, nur um sie im nächsten Moment wieder rückgängig zu machen. Auch als Therapeutin wird man mitunter ungeduldig, wenn sich beim Klienten ein solches Hin und Her nicht aufzulösen scheint. Hilfreich ist dabei eine Haltung von Geduld und Ruhe, in dem Wissen, dass Druck kontraproduktiv ist. »Das Gras wächst nicht schneller, wenn man daran zieht«, besagt ein afrikanisches Sprichwort. Es lohnt sich auch, eine Lösung zu überprüfen. »Ist das jetzt die beste Lösung? Sind Ihre und seine

Anliegen gebührend berücksichtigt?« Nicht immer können bei einer Lösung alle Anliegen gleichermaßen einbezogen werden. Aber jedes Anliegen will gewürdigt sein.

Partner sind im Erwachsenenleben füreinander oft die wichtigsten Bezugspersonen. In nahen Beziehungen spielen ambivalente Emotionen eine große Rolle. Gerade die Sexualität ist ein intimer und persönlicher, aber auch vulnerabler Bereich. Sexuelle Hingabe kann ein Gefühl großer Glückseligkeit erzeugen, birgt aber das Risiko, verwundbar zu sein. Die Verletzung der Intimität, z. B. durch eine Außenbeziehung, wird immer als besonders schwer erlebt. So fahren die Gefühle nach Bekanntwerden einer Außenbeziehung Achterbahn. Schmerz und Verlustangst wechseln sich mit der Wut auf den Partner ab. Einerseits ersehnt sich der Betrogene die Sicherheit und das Vertrauen zurück. Dazu müsste er sich wieder öffnen. Andererseits will sich der Betrogene schützen und das hieße, sich mehr zu verschließen. Wie lassen sich beide Gefühlszustände angemessen berücksichtigen?

Alle Gefühlszustände benötigen eine angemessene Würdigung. Manchmal hilft es, sich die verschiedenen Gefühle wie innere Stimmen oder Personen vorzustellen. Da sagt z. B. die »innere Person«, die sich schützen will: »Du hast mich im Stich gelassen und unsere Liebe verraten. Dich lasse ich nie mehr an mich ran. Bleib mir vom Leib!« Aber die andere »innere Person«, die die Liebe und die Beziehung bewahren will, sagt: »Du bist mir immer noch wichtig. Ich bin verletzt. Ich habe Angst dich zu verlieren. Aber ich möchte, dass du bleibst.« Beide »inneren Personen« vertreten wie Botschafter wichtige Anliegen der Person. Das Gefühl, sich schützen zu können, ebenso wie das Gefühl, lieben zu können und geliebt zu werden.

In der Therapie nennt man das die Arbeit mit dem »inneren Team«. Die Grundidee findet in vielfältiger Form vor allem in der Einzeltherapie Anwendung. Wichtig dabei ist, alle inneren Personen als wichtig und bedeutsam anzusehen. Jede innere Person vertritt berechtigte Bedürfnisse. Ob man das innere Team aufzeichnet oder es mit Figuren darstellt, ist Geschmackssache. Ich selbst benutze einfache Holzfiguren in zwei Farben (rot und blau) und in drei Größen (klein, mittel, groß) dazu.

Die Therapeutin schlägt **CHRISTIAN** (s. a. Kapitel 1, Abschnitt »Probleme mit der Erregung«) nach einigen Stunden vor, die »inneren Personen« seiner Männlichkeit und Sexualität einmal anzusehen, um besser zu verstehen, welche Seiten seiner Männlichkeit blockiert sein könnten. Es kommen folgende Seiten zutage: seine Kontrolle, sein sportlicher Körper, sein verlässlicher Charakter, sein Selbstvertrauen, sein Trieb und sein Bauchgefühl. Zunächst einmal überrascht es Christian, wie viele Anteile ihm einfallen. Er hatte zunächst nur an die »Kontrolle« gedacht. Diese übernahm mit seinem »Charakter« die Führung, wenn er dachte: »Klappt's jetzt?« Dann ging seine Erektion verloren. Gemeinsam sehen wir uns seine anderen Anteile »sportlicher Körper«, »Trieb«, »Bauchgefühl« und »Selbstvertrauen« an. Er merkt, wie sehr er diese Anteile bisher kaum beachtet, geschweige denn, genutzt hat. Seine triebhafte Seite hatte er abgelehnt. Sie schien ihm etwas unkontrollierbar und stand im Gegensatz zu seinem verlässlichen Charakter. Den sportlichen Körper und das Selbstvertrauen beachtete er kaum aus Angst davor, für zu selbstverliebt gehalten zu werden. Nun spürt er aber, wie sehr diese »inneren Personen« ihm helfen können, wenn er seine Erregung vertrauensvoller zulassen möchte.

Liebe Leserin, lieber Leser,

sind Sie interessiert, einmal Ihr »inneres Team« kennenzulernen? Vielleicht haben Sie gerade ein paar Figuren (Playmobil®, Lego®) zur Hand? Oder Sie nehmen einfach eine Auswahl diverser Gegenstände, die Sie gerade finden. Mit welchen »Anteilen« Ihrer Sexualität sind Sie schon in Kontakt gewesen? Gibt es da vielleicht einen starken Mann oder eine verführerische Frau? Gibt es vielleicht einen aggressiven oder einen scheuen, unsicheren Teil? Gibt es eine passive Seite, die empfangen will, oder eine aktive Seite, die sich was nehmen will? Gibt es einen Anteil, der schmutzige oder verruchte Gedanken hat? Gibt es »Anteile«, die Ihr Partner / Ihre Partnerin ablehnt? Oder gibt es »Anteile« Ihrer Sexualität, die Sie noch gar nicht gut kennen, aber durchaus mal gerne kennenlernen würden – ob in Ihrer Fantasie oder in der Realität?

Wählen Sie für jeden Anteil eine Figur aus und erstellen Sie so einmal Ihr ganz persönliches Team zusammen! Wie stehen die einzelnen Figuren zueinander? Welche ist groß, welche klein?

Welche mögen Sie gerne? Welche weniger? Warum? Geben Sie jeder »Person« den ihr gebührenden Platz? Ist das so ein gutes Team? Wenn nicht, wie würden die »Personen« zu einem guten Team werden können? Wie bekäme jeder Anteil Ihrer Sexualität einen ihm gebührenden Platz?

Spezifische Themen im Kontext der Sexualität

Sexuelle Identität statt sexueller Leistung

In der Sexualwissenschaft galt lange Sex als gut, wenn er funktionierte. Die Fragen orientierten sich an der Leistung: »Klappt's?«, »Wie oft?« und »Kommen Sie zum Orgasmus?«. Wir wissen heute, dass sexuelle Funktionsfähigkeit wenig über die sexuelle Zufriedenheit aussagt. Die Kriterien einer sexuellen Funktionsstörung orientieren sich aber nach wie vor an den »Funktionen« wie Lust, Erregung, Orgasmus. Wenn es jedoch für das Erleben von Erfüllung viel weniger um die sexuelle Leistung geht, um was geht es dann? Spielen etwa nicht sexuelle Faktoren, wie die Zufriedenheit mit der Beziehung oder ein stabiles Selbstwertgefühl, eine viel größere Rolle? Wo müssen dann die Lösungen für sexuelle Probleme gesucht werden?

Im Abschnitt über den Unterschied zwischen Männern und Frauen wurde ausgeführt, was Menschen als »großartigen Sex« empfinden. Der »großartige Sex« hatte nichts mit der sexuellen Leistung zu tun, sondern mit zwischenmenschlichen Aspekten wie Präsenz, Aufmerksamkeit, Vertrauen, Hingabe oder Risikobereitschaft: »Ich bin gemeint?«, »Ich habe den Mut, so zu sein, wie ich bin!«, »Ich werde vom anderen angenommen, wie ich bin!«, »Ich bin gehalten!«, »Ich kann mich fallenlassen«.

Sex ist mal wunderbar, mal mittelmäßig und mal schlecht. Ohne schlechten Sex gäbe es auch keinen besonders guten. Wichtig ist aber, ob die sexuellen Erlebnisse mehrheitlich die individuellen Bedürfnisse, sexuelle wie nicht sexuelle, erfüllen.

Beziehungsaspekte spielen dabei eine wichtige Rolle. Eine selbstunsichere Frau wird sich eher auf sexuelle Handlungen dem Partner zuliebe einlassen als eine selbstsichere. Wegen ihrer Unsicherheit ist sie stärker auf die Bestätigung von außen angewiesen. Der Mut zur sexuellen Selbstbestimmung setzt aber voraus, dass die Person in ihrem Selbstwertgefühl ausreichend gefestigt ist. Es geht um Fragen wie:

- »Tue ich etwas, weil ich denke, es wird von mir erwartet?«
- »Erlaube ich mir, über mich selbst zu bestimmen?«
- »Was macht mich aus?«
- »Was sind meine Stärken und was meine Schwächen – auch als sexuell fühlender Mensch?«
- »Wage ich, mich zu zeigen?«

In Beziehungen stehen Sehnsüchte und Ängste immer in einem Spannungsfeld zueinander. In einer verbindlichen Paarbeziehung dient die gemeinsame Sexualität u. a. der Festigung der Beziehung. Der Sicherung der Beziehung zuliebe wird nicht selten auf die Verwirklichung sexueller Wünsche verzichtet. Es wird das, was ungefährlich scheint, kommuniziert, »der kleinste gemeinsame Nenner«. Das mag die Beziehung sichern, aber das sexuelle Interesse schwindet möglicherweise.

Die individuellen wie sexuellen Wünsche des Partners mit ehrlichem Interesse entgegennehmen zu können, ist eine Herausforderung. Sie birgt die Gefahr in sich, selbst aus der eigenen Komfortzone gelockt zu werden. Eine lebendige sexuelle Kommunikation der Partner lebt aber nicht nur von der Harmonie, sondern von der Unterschiedlichkeit sexueller Bedürfnisse. Sie bejaht die Verschiedenheit der sexuellen Profile der Partner und begrüßt Veränderungen.

Liebe Leserin, lieber Leser,

stellen Sie sich vor, Sie wollen Ihrem Partner / Ihrer Partnerin eine sexuelle Fantasie oder einen sexuellen Gedanken mitteilen, von dem Sie annehmen, dass er/sie darauf ablehnend reagieren könnte. Was macht das mit Ihnen? Inneren Stress? Anspannung? Fragen Sie sich, ob Sie die Fantasie oder den Gedanken nicht lieber für sich behalten? Was aber wäre der Reiz, es doch zu tun? Wie wäre das für Sie, wenn er/sie ganz anders reagiert, wenn er z. B. das Gesagte interessiert aufnimmt und vielleicht sagt: »Das finde ich total schön, dass du mir das anvertraust!«?

Begehren[18]

»Begehren kann nur, wer das Ersehnte noch nicht in den Armen hält!« Begehren kann nur da entstehen, wo eine ausreichende Distanz möglich ist.

Begehren ist nicht das Gleiche wie Lust – wird aber oft synonym benutzt. Begehren hat den Charakter einer »Lust auf etwas«. Es kann eine Handlung auslösen. Demgegenüber ist »Lust bei etwas« Ausdruck unmittelbaren Vergnügens. Mit sexuellem Begehren ist meistens »Lust auf Sex« und weniger »Lust beim Sex« gemeint. Viele Paare, die sich in der Therapie mit einer Luststörung vorstellen, leiden nicht an der »Lust beim Sex«, sondern an der (fehlenden oder »übermäßigen«) »Lust auf Sex«.

Das sexuelle Begehren ist in der Phase der Verliebtheit meistens noch kein Problem. Am Anfang ist die sexuelle Anziehung in der Regel groß. Der andere ist in so vielem neu und unbekannt. Der biochemische Cocktail im Kopf ist auf Aktivsein ausgerichtet. Jungverliebte, egal welchen Alters, brauchen weniger Schlaf, fühlen sich aktiviert und riskieren mehr. Der gemeinsame Sex schafft eine Identität als Paar, mit Nähe und Intimität. Das »System Paar« entsteht. Natürlich gibt es Paare, die auch am Anfang ihrer Beziehung wenig Sex haben. Sex ist nicht jedem Menschen gleich wichtig. Aber auch sie haben meistens anfangs mehr Sex als später.

Im Laufe einer Beziehung wachsen Partner zusammen. Sie erschaffen sich eine gemeinsame Welt, in der wieder andere

18 Geringes oder fehlendes sexuelles Begehren ist viel stärker ein Problem der Frau als des Mannes. So könnte dieser Abschnitt auch »Weibliches Begehren« genannt werden. Allerdings wird ein geringes Begehren immer häufiger auch von Männern als problematisch empfunden und sie kommen deswegen in eine Beratung oder Therapie. Um diesem Umstand Rechnung zu tragen, ist hier auf die Einschränkung »weiblich« bewusst verzichtet worden.

Beziehungswünsche wie Sicherheit, Geborgenheit und Zugehörigkeit mehr Gewicht erhalten. Auch im sexuellen Begehren finden diese Bedürfnisse mehr Niederschlag. Die sexuelle Lust von Frauen wird als kontextabhängiger beschrieben. »Frauen müssen sich entspannt fühlen, um Sex zu haben.« Sie brauchen stärker als Männer eine erotisch inspirierende Umgebung, um sexuelle Lust zu bekommen. Zudem wünschen sich Frauen durchaus eine intime Begegnung, aber sie haben nicht immer Lust auf koitalen Sex. Da sie befürchten, der Mann würde die körperliche Nähe als Einladung zum Geschlechtsverkehr missverstehen, unterlassen sie es, auf ihren Mann zuzugehen. »Wenn ich den kleinen Finger reiche, will er gleich die ganze Hand.« Das Begehren der Frauen ist vielschichtiger und wird von vielen nicht sexuellen Komponenten beeinflusst.

In Langzeitbeziehungen schwinden oft die Inseln als Paar, die Momente ungeteilter Aufmerksamkeit füreinander und die Momente des unbeschwerten Genusses aneinander. Abnutzungserscheinungen machen sich breit. Das Schwinden sexuellen Begehrens für Frauen hat in einer Langzeitbeziehung auch mit drei Aspekten zu tun:

1. Mit der Institutionalisierung der Beziehung, z. B. durch Ehe und Zusammenwohnen, wird der Sex für Frauen zur Pflicht und verliert die belebende Seite.
2. In einer Übervertrautheit ist die sexuelle Handlung vorhersehbar und durch die Ausrichtung auf das Ziel Orgasmus verliert sie das Spielerische.
3. Die vielen anderen Rollenerwartungen (Mutter, Berufstätige, Familienorganisatorin) erschweren es den Frauen, sexuell dann noch im Bett die Verführerin zu sein.

Um Begehren lebendig zu erhalten, braucht es eine stetige Fürsorge der Paarinseln, d. h. sich bewusst, losgelöst vom Alltag, Zeit füreinander zu nehmen.

Zudem entsteht Begehren bei Frauen oft über das Gefühl des Begehrtwerdens. Dies wird Frauen leider oft als Passivität ausgelegt. Positiv gelesen heißt es aber, dass sich Frauen selbst als attraktiv erleben, wenn sie sich als Lustobjekt unwiderstehlich fantasieren können. Das Gefühl, begehrt zu werden, beflügelt das eigene Begehren.

Mit dieser Sichtweise lassen sich auch die Überwältigungsfantasien vieler Frauen als »Unwiderstehlichkeitsfantasien« verstehen. Die Frau fantasiert sich selbst als so unwiderstehlich, dass der Mann gar nicht anders kann, als sie zu nehmen. Dieses Gefühl kann sehr machtvoll sein und bedeutet Erregung pur. Entscheidend ist dabei, dass es hier ausschließlich um Fantasien geht und nicht um Wünsche, die in die Tat umgesetzt werden wollen.

Zur Verdeutlichung der Komplexität hier noch einmal ein Fallbeispiel.

> **CHRISTINE** und **STEFAN** (s. a. Kapitel 1, Abschnitt »Der Frust mit der Lust«) sind sich einig, dass Christine unter Lustlosigkeit leidet. Als rücksichtsvoller Mann hat Stefan gelernt, seine Frau nicht zu bedrängen. Die wenigen Gelegenheiten, in denen Christine sich nicht abwehrend zeigt, nutzt er sofort für eine sexuelle Aktivität. Somit festigt sich der Zirkel, in dem Christine Stefan als »ständig bedrängend« erlebt und Stefan immer unsicherer wird. Bei genauerem Nachfragen stellt sich aber heraus, dass auch Christine Lust verspürt, nämlich dann, wenn sie sich frei und unbeschwert fühlt, ohne den Druck von Pflichten. Solche Momente sind aber flüchtig und kommen in den unmöglichsten Situationen vor. In ihrem vollgestopften Alltag als Mutter und Berufstätige haben sie gar keinen Platz. Sie erinnert sie später gar nicht mehr. Zudem befürchtet sie, Stefan könne das gleich als Einladung zum Sex verstehen. In der Therapiestunde wird vereinbart, dass bis zur nächsten Sitzung Stefan keine Initiative für eine sexuelle Aktivität übernimmt, sondern diese Aufgabe Christine zukommt. Sie soll sich beobachten, wann sie einen noch so flüchtigen Moment sexueller Lust verspürt, und sie soll sich überlegen, was sie daraus machen will. In der kommenden Stunde wirkt das Paar entspannt und Christine berichtet, dass sie zweimal eine sexuelle Lust verspürt habe. An einem Sonntagmorgen habe sie Lust bekommen und habe ihren Mann zum Sex animiert. Stefan sei davon ganz überrascht gewesen. Ein weiteres Mal hätten sie an einem Abend gemütlich vor dem Kamin gesessen. Sie habe eine sexuelle Lust gespürt, aber noch mehr das wohltuende Gefühl dieses Beisammenseins. Sie habe sich dann einfach in Stefans Arm gelegt und diese Innigkeit genossen.

> Die Erfahrung, dass auch Christine ein Begehren empfindet, aber eben anders als Stefan, war für beide wertvoll und weicht die Zuschreibungen von »lustlos« und »lustvoll« auf. Stefan stellt bei sich fest, dass er ruhig abwarten kann, weil er sieht, dass auch Christine Lust hat. Die Spur zu verfolgen, wann Christine sexuelle Lust verspürt und was sie selbstbestimmt daraus machen will, wird für beide Partner interessant und eröffnet neue Möglichkeiten bedeutungsvoller Begegnungen als Paar.

Körpererleben

Sexualität hängt immer mit körperlichem Erleben zusammen. Körperliche Attraktivität ist für das Selbstwertgefühl sowohl von Frauen wie von Männern zunehmend wichtig geworden. Sexuelle Themen werden heute zwar selbstverständlicher in der Öffentlichkeit diskutiert als noch vor wenigen Jahrzehnten, dennoch ist das subjektive Leiden unter einer Störung des sexuellen Funktionierens nach wie vor sehr hoch. Es scheint sogar, dass der Anspruch, sexuell gut und richtig zu funktionieren, noch gestiegen ist. Wo darüber hinaus Selbstbestimmung und Selbstverwirklichung das Ziel persönlichen Handelns werden, werden körperliche Lust und eine erfüllende Sexualität zum neuen Sollwert. Dabei spielt das Aussehen der Geschlechtsteile eine wichtige Rolle. Schönheitsoperationen im Intimbereich sind an der Tagesordnung. Eine operative Korrektur ist jedoch kein Garant für sexuelle Erfüllung, das müssen viele Betroffene feststellen. Eine anhaltende Beschäftigung mit dem eigenen Aussehen und eine abwertende Selbsteinschätzung führen hingegen oft zu einer ängstlichen Selbstkontrolle und beeinträchtigen körperlichen Genuss und Hingabe.

Die subjektive Wahrnehmung und Einstellung zum eigenen Körper spielt im Zusammenhang mit Sexualität eine große Rolle. Für viele Menschen ist die Frage »Was biete ich dem anderen?« wichtiger als die Frage »Wer bin ich und was macht mich aus?«. Die Performance scheint wichtiger als ein stimmiges Selbstwertgefühl. Es ist aber bekannt, dass eine positive Haltung zum eigenen Körper wesentlich zu einer erfüllenden und aktiven Sexualität beiträgt.

Eine Therapie sexueller Störungen gelingt nur über den Weg neuer körperlicher Erfahrung. Körper und Seele beeinflussen sich stets wechselseitig. Unser Befinden zeigt sich in unseren körperlichen Gesten und unserer Mimik. Ebenso beeinflusst die Körperhaltung unser Befinden. Haben Sie schon einmal versucht, sich in einer zusammengesunkenen Körperhaltung glücklich zu fühlen? Allerdings greifen alleinige körperbezogene Übungen mitunter zu kurz. Sie dürfen nicht als reine »Turnübungen« angesehen werden, sondern müssen in einem Veränderungsprozess für die Beteiligten sinnvoll sein. Und selbst wenn körperliche Übungen in der Therapiestunde bejaht werden, werden sie im Alltag von den Klienten noch lange nicht immer umgesetzt. »Oh, wir hatten gerade so viel Stress in der Familie, da hatten wir einfach nicht die Zeit dazu«, »Wir waren uns nicht einig, wie Sie das gemeint hatten mit der Berührungsübung, Sie müssen uns das erst noch einmal erklären«. Verzögerungen und ambivalente Gefühle gehören zu jedem Veränderungsprozess. Es macht Sinn, nochmals zu prüfen, ob der Wille zur Übung da ist oder ob dem noch etwas im Wege steht.

In einer Therapiestunde werden keine direkt stimulierenden körperlichen Berührungen durchgeführt. Es gibt aber Übungen, die im Paarsetting eine sinnliche Erfahrung ermöglichen.

Eine meiner Lieblingsübungen ist die »Exploration der Hände«. Es handelt sich um eine von der Therapeutin geführte Erfahrungsübung. Die beiden Partner sitzen sich dabei so gegenüber, dass ihre Knie sich gerade nicht berühren. Beide Partner sollen ihre Augen schließen. Ein Partner legt seine Hände auf seine Oberschenkel, die Handflächen nach oben. Er ist der »Passive«. Der andere, der »Aktive«, erkundet nun tastend (und mit geschlossenen Augen) die Hände des Ersteren. Wer der »passive« und wer der »aktive« Partner ist, wird vorab ausgemacht. Die Therapeutin führt die Erkundungsübung durch Einladungen zu einer wertfreien Wahrnehmung an den passiven wie den aktiven Partner. Sie beendet die Übung, indem sie den aktiven Partner bittet, die Hände des anderen wieder auf dessen Oberschenkel abzulegen und loszulassen.

Entscheidend ist die wertfreie Wahrnehmung. Es geht nicht um »richtig« oder »falsch«, sondern darum, die Berührung als »passiver« wie als »aktiver« Partner mit neugierigem Interesse wahrzunehmen. Die meisten Paaren erleben die Übung als intensiv und nah. Das Berührtwerden vom Partner, das Wahrnehmen seiner Fingerspitzen auf der eigenen Haut wird fast immer als intensiv, nicht selten als überraschend erotisch erlebt. Der aktive Partner genießt es oft, dass er die Hände des anderen ohne die Sorge, der andere könnte sich ihm entziehen, ertasten kann. Nicht selten ist er erstaunt darüber, wie viel es zu entdecken gibt, wenn er sich erlaubt, sich Zeit zu nehmen. Diese Übung scheint unspektakulär, vermag aber durchaus überraschende Reaktionen auszulösen. Für das Paar kann sie eine neue sinnliche Erfahrung bedeuten, aber auch Ängste vor körperlicher Nähe sichtbar werden lassen.

Liebe Leserin, lieber Leser,

Sie können diese Übung einfach selbst ausprobieren. Sie dauert ca. zehn Minuten: Sorgen Sie für eine Umgebung, in der Sie nicht gestört werden. Am besten setzen Sie und Ihr Gegenüber sich auf bequeme, gleich hohe Stühle. Der Abstand sollte so groß sein, dass Ihre Knie sich gerade nicht berühren. Dann sprechen Sie ab, wer von Ihnen beiden zunächst der »aktive« und wer der »passive« Partner ist. Dann schließen Sie beide die Augen. Der »passive« Partner legt seine Hände mit der Handinnenfläche nach oben bequem auf seine Oberschenkel und gibt dem »aktiven« Part ein kurzes Zeichen, dass er beginnen kann. Z. B. sagt er: »Okay!« Der »aktive« Partner tastet sich mit geschlossenen Augen an den Oberschenkeln entlang bis zu den Händen vor und beginnt sie zu explorieren. Er kann beide Hände gleichzeitig in seine Hände nehmen oder abwechselnd je eine Hand des Gegenübers mit seinen beiden Händen explorieren. Beide Partner achten darauf, dass sie sich ganz auf die eigene Wahrnehmung konzentrieren. Es gibt kein Falsch oder Richtig, jede Wahrnehmung ist richtig. Wenn es für den »aktiven« Partner stimmig ist, legt er die Hände seines Gegenübers langsam wieder auf dessen Oberschenkeln ab und lässt los. Er kann ein Zeichen geben, dass er fertig ist, z. B. sagen: »Danke!« Während der Übung wird nicht gesprochen, außer für die kurzen Zeichen von Beginn und Ende.

Die Rollen können nun getauscht werden. Die Übung wird mit einem kurzen Austausch abgeschlossen.

Sexualität bei somatischen und psychischen Erkrankungen

Störungen der Sexualität treten bei zahlreichen somatischen und psychischen Erkrankungen sowie als Nebenwirkungen verschiedener Medikamente auf. Körperliche Erkrankungen wie z. B. Diabetes, Bluthochdruck, Krebserkrankungen, multiple Sklerose oder Störungen des Bewegungsapparates können die sexuelle Funktion in Bezug auf sexuelle Lust, Erregbarkeit oder Orgasmusfähigkeit beeinträchtigen. Medikamente können sowohl an den Genitalorganen selbst wie über zentralnervöse Mechanismen wirken. Herzmedikamente können die Durchblutung in den Genitalien vermindern, Lipidsenker hemmen die sexuelle Erregung. Antihormone, die zur Behandlung von Tumorerkrankungen eingesetzt werden, können zu einer Atrophie der vaginalen Schleimhaut und zu Lust- und Erregungsstörungen führen. Alkohol, Drogen und Psychopharmaka beeinträchtigen v. a. über zentralnervöse Einflüsse die sexuelle Erlebnisfähigkeit. Sie können eine hemmende wie eine steigernde Wirkung haben. So regt Alkohol in geringen Mengen an, da er enthemmend wirkt. In größeren Mengen verursacht Alkohol aber Erektionsstörungen und einen Libidoverlust.

Oft spielen verschiedene Faktoren für das Erleben einer Beeinträchtigung zusammen. So ist die individuelle Sexualität vor Auftreten einer Krebserkrankung meist entscheidender dafür, ob und wie das Sexualleben nach deren Behandlung wieder aufgenommen wird, als die Auswirkungen der Krebserkrankung selbst. Wichtig ist zudem, wie Partner sich über ihr Körpererleben und ihr psychisches Befinden austauschen können. Klienten, die ein befriedigendes Sexualleben und eine stabile Partnerschaft vor einer körperlichen Erkrankung geführt haben, finden meistens Wege, wie sie ihre Sexualität und Intimität lebendig halten.

Psychische Erkrankungen gehen häufig mit sexuellen Problemen einher. Hypersexualität und sexuelles Risikoverhalten treten bei einer Manie auf. Hier ist es wichtig, die Grundstörung gut zu behandeln. Bei Menschen mit unflexiblen Charakterzügen sind Probleme in der Aufnahme und Aufrechterhaltung von Beziehungen häufig. Sie zeigen starre Verhaltensmuster in ihrer Interaktion mit anderen und sind deshalb in Konfliktsituationen oft wenig flexibel. Das führt meistens auch zu Störungen in ihrer Sexualität. Eine Vermeidung sexueller Aktivität kommt z. B. bei Depressionen und Angst- oder Zwangsstörungen vor. Bei einer Depression zählt der Libidoverlust (Verlust der sexuellen Lust) zu den häufig auftretenden Symptomen. Andererseits bleibt für viele depressive Menschen der intime und sexuelle Kontakt zum Partner eine bedeutsame Ressource in der Überwindung der Depression. Es ist also immer wichtig, bei jedem Klienten die individuelle Situation zu erfassen.

Zahlreiche Psychopharmaka, die zur Behandlung von Depressionen eingesetzt werden, insbesondere Serotoninwiederaufnahmehemmer (SSRIs) vermindern das sexuelle Interesse. Bei Männern führen sie zu Erektionsstörungen sowie einer verzögerten oder ausbleibenden Ejakulation. Frauen leiden unter einem Libidoverlust, die Erregung baut sich langsamer auf und manchmal bleibt der Orgasmus aus. Serotonin hemmt im Gehirn sexuelle Funktionen. Diese Nebenwirkungen können nach einigen Wochen der Einnahme verschwinden. Das ist wichtig zu wissen, damit ein wirksames Medikament gegen die Depression nicht zu schnell wieder abgesetzt wird.

Neuroleptika werden zur medikamentösen Therapie von Psychosen (z. B. Manie, Schizophrenie) eingesetzt. Sie hemmen den Botenstoff Dopamin im Gehirn. Dopamin ist u. a. für das sexuelle Interesse und die Wahrnehmung sexueller Reize verantwortlich. Deshalb führen Neuroleptika häufig zu einer Verminderung des sexuellen Interesses.

Im Umgang mit sexuellen Problemen ist es entscheidend, wachsam gegenüber allen Einflüssen, den körperlichen, psychischen und beziehungsbezogenen zu sein, und sie in ihrer Wechselwirkung zu begreifen. Eine angemessene Sicht auf die Sexualität integriert biologische, psychische und soziale Aspekte: »Das eine tun und das andere nicht lassen!«

Scham und Verletzungen

Nach wie vor fällt es den meisten Menschen schwer, über die eigene Sexualität zu sprechen, v. a., wenn sie als belastet erlebt wird. Gerade sexuelle Störungen lösen oft Gefühle von Scham und Verletzbarkeit aus. Im wahrsten Sinne des Wortes stehen wir ja »nackt« da, d. h. schutzlos und ausgeliefert! Vielleicht kennen auch Sie die Angst vor der Bewertung anderer, wenn es um Ihren Körper geht? Wir vergleichen uns rasch mit vermeintlichen Normen, was gutes Aussehen ausmacht. Die medial vermittelten Bilder, wie guter Sex zu sein hat, verstärken unsere Unsicherheiten noch. Wer die Erfahrung sexueller Grenzüberschreitung gemacht hat, empfindet oft Scham, wenn er Sex als etwas Schönes erlebt. Wie wenn das nicht sein dürfte. Oder wer in seiner Herkunftsfamilie eine Ablehnung von Körperlichkeit bzw. im Gegenteil eine sexuell aufgeladene Atmosphäre zum Körper erlebt hat, kann sich verunsichert fühlen und mag sich fragen, was richtig ist. Demgegenüber stärkt es unser Selbstwertgefühl, wenn wir in unserer Herkunftsfamilie einen positiven Umgang mit unserem Körper, unserem Geschlecht und unseren emotionalen Bedürfnissen gemacht haben und unsere Grenzen respektiert wurden. Diese Erfahrungen – und wie wir damit umgehen –, sind besonders wichtig zu beachten, wenn es um sexuelle Themen geht.

Ein therapeutisches Gespräch muss einen sicheren Rahmen bieten, damit sich Klienten mit ihren schambesetzten Themen und ihrer Verletzbarkeit öffnen können. Besonders wichtig ist das im Paarsetting. Es geht viel weniger darum, die richtigen Informationen herauszubekommen, als darum, jeden Partner in seiner Selbstbestimmung anzuerkennen, auch wenn er Dinge für sich behält. Das könnte z. B. so aufgenommen werden: »Sie zögern. Verstehe ich das richtig, dass es da etwas gibt, über das Sie nicht sprechen wollen? Es ist sehr gut, wenn Sie spüren, dass es jetzt noch nicht an der Zeit ist.« Jedes Gespräch ist ein Angebot, jede Frage eine Einladung, sich mitzuteilen. Um es anzunehmen, muss die Person spüren, dass sie in sicheren Händen ist, wenn sie sich mit ihren intimsten Ängsten preisgibt. Das gilt auch in einer Beziehung.

Manchmal ist es leichter, sich einem Fremden gegenüber mit schambesetzten Themen mitzuteilen als dem eigenen Partner. In einer Beziehung droht viel eher eine schwerwiegende Konsequenz. Der Partner fühlt sich vielleicht verletzt und wird wütend, oder er wendet sich ab. Das aber wäre noch schlimmer als die Mitteilung. Auf der anderen Seite kann ein Gespräch über Intimes wie sexuelle Wünsche, Fantasien oder Ängste Vertrauen und große Nähe schaffen. Sich intim zu öffnen, braucht viel Mut und Risikobereitschaft, ist aber gleichzeitig Balsam für das Selbstwertgefühl.

Liebe Leserin, lieber Leser,

gibt es eine sexuelle Erfahrung, für die Sie sich schämen? Schämen Sie sich auch heute noch (ein wenig), wenn Sie an diese Erfahrung zurückdenken? Wofür genau schämen Sie sich? Hat Sie jemand bloßgestellt? Hat jemand sich über Sie lustig gemacht? Oder haben Sie sich auf etwas eingelassen, was Sie später bereut haben? Es gibt viele Gründe, sich zu schämen. Scham ist ein starkes negatives Gefühl. – Würde es Sie erleichtern, wenn Sie einer anderen Person, der Sie vertrauen, von dieser Erfahrung und der damit verbundenen Scham erzählen könnten, oder eher nicht?

Interventionen

Nein-Sagen als Kompetenz

Sexuelle Lustlosigkeit wird in aller Regel als ein Zustand verstanden, in dem etwas fehlt, was doch da sein sollte, nämlich Lust. Es herrscht ein Mangel.

Wenn das »Nein zum Sex« aber als Kompetenz gelesen wird, welche neue Perspektive eröffnet sich dadurch? Wer sagt hier mit aller Kraft »Nein« zu was und wem gegenüber? Bedeutet das »Nein zum Sex« eine generelle Ablehnung von sexueller Aktivität wie »Mir sagt Sex nichts«? Drückt es ein »Nein zu diesem Sex« aus und meint bestimmte Praktiken? Ist es die Zurückweisung eines Partners, ein »Nein, nicht mit dir«? Oder meint es »Nein, nicht jetzt« und weist auf den Kontext hin? Wenn der Therapeut fragen würde: »Auf was haben Sie denn keine Lust?«, nähme er zwar den Charakter der

Lustlosigkeit als Botschaft auf, bliebe aber in der Logik des Mangels. Eine stärkere Betonung der aktiven und selbstermächtigten Komponente des »Neins« kommt zum Ausdruck, wenn er fragt: »Gegen was lehnen Sie sich auf?«

Sexuelle Lustlosigkeit galt bisher als eine typisch weibliche Störung. Heute kommen aber immer mehr Männer mit einem Mangel an Lust in die Praxis, meist in Kombination mit einer Erektionsstörung. Zudem wird beobachtet, dass vermehrt Männer die erektionsfördernden PDE-5-Hemmer (Viagra®, Levitra®, Cialis®) nicht einnehmen, obwohl sie dies medizinisch könnten. Man weiß allerdings, dass die PDE-5-Hemmer bei nicht vorhandener sexueller Lust im Kopf kaum wirken. Ist die Erektionsstörung also eine Kompromisshandlung? Schützt die funktionelle Einbuße »Ich würde ja gerne, aber es klappt leider nicht. Da kann ich nichts dafür!« und umgeht ein offenes Zugeständnis sexueller Lustlosigkeit, ein »Nein« zu einem Sex, den Mann nicht mehr will? Denn nach wie vor bedroht sexuelle Lustlosigkeit die Identität als Mann stärker als die als Frau. Wie wir schon gesehen hatten, sind für Männer die Erektion und der Koitus für eine befriedigende Sexualität nach wie vor wesentlich. Wenn die Erektionsstörung nun als Kompetenz verstanden würde, auf was will sie hinweisen? Das soll an einem klinischen Beispiel verdeutlicht werden.

> **BENEDIKT,** 52 Jahre alt, lebt seit zwei Jahren mit seiner Partnerin **ISABELLE** zusammen. Er fühlt sich für Isabelle verantwortlich, da sie seinetwegen ihr Heimatland verlassen hat. Vor Isabelle hatte er mehrere Beziehungen, zuletzt mit Marie. Seit geraumer Zeit verspürt er kaum noch eine sexuelle Lust auf Isabelle und es stellen sich immer öfter Erektionsstörungen beim Sex ein. Isabelle wünscht sich mehr Sex und will auch seine sexuelle Lust »sehen«. Er vermeidet zunehmend häufiger Situationen, die zum Geschlechtsverkehr führen könnten. Isabelle beklagt sich über den seltenen Sex und fühlt sich ungeliebt und missachtet. Sie hat ihm schon den Einsatz von Viagra vorgeschlagen, aber das lehnt er ab. Er will ja wieder auf sie Lust haben. Sie wird manchmal sehr wütend, was er kaum aushält. Wenn die Stimmung zu angespannt wird, hat er Sex mit Isabelle. Aber er muss dann in seiner Fantasie

sehr intensiv an den Sex mit Marie denken, damit er sich erregen kann. Das empfindet er als Verrat Isabelle gegenüber! Benedikt wünscht sich eine stärkere Lust und sichere Erektion, er verspricht sich mehr Lebensqualität davon. Sex ist ihm schon wichtig und es hatte ja auch immer ohne Probleme geklappt.

Seine geringe Lust auf Isabelle kann Benedikt ihr gegenüber nicht direkt aussprechen. Er fühlt sich für sie verantwortlich und scheut die Konfrontation. Um den Geschlechtsverkehr mit Isabelle vollziehen zu können, nutzt er Fantasien an eine frühere Partnerin. Benedikt erlaubt sich kein offenes »Nein zum Sex« mit Isabelle und für seine Fantasien an Marie fühlt er sich schuldig. Zu was aber genau sagt Benedikt »Nein«? Sind es möglicherweise die Versorgungsansprüche von Isabelle, gegen die er sich auflehnt? Da ein offenes Gespräch darüber bisher mit einem emotionalen Ausbruch von Isabelle endete, »wählt« Benedikt ein körperliches Symptom, das ihm von Isabelle nicht vorgeworfen werden kann.

Zunächst einmal ist Benedikt der Gedanke fremd, dass seine sexuelle Lustlosigkeit ein kompetenter Helfer sein könnte, der ihn auf etwas aufmerksam machen will, was er bisher nicht beachtet hat. Benedikt ist in geordneten Verhältnissen aufgewachsen. Es war alles bieder, die Mutter hatte das Sagen, und er war ein folgsamer Sohn. Nach dem Abitur zog er von zu Hause aus und genoss seine Freiheit. Freiheit ist ihm seither ein wichtiges Gut. Er hatte deshalb auch nie eine Familie gründen wollen.

Isabelle hat aus einer vorherigen Ehe eine Tochter. Als sie sich kennenlernten, waren beide schon über 40. Der Sex mit Isabelle war anfangs gut und aufregend. Aber Isabelle wollte unbedingt ein Kind mit ihm. Er traute sich nicht, ihr das offen zu verweigern. Er wollte sie nicht verlieren und sich auch ihrer Wut nicht aussetzen. Er ging sogar auf eine Fertilitätsabklärung ein. Aber seither hat seine Lust auf Isabelle einen Riss bekommen. Auch beklagt er ihren Alkoholkonsum und ihre finanzielle Abhängigkeit von ihm. Sie bemüht sich in seinen Augen zu wenig um eine berufliche Anstellung. Er sieht sich dadurch in seinen Plänen, mehr Freiheiten zu genießen, ausgebremst.

Hier wird viel Kritik an Isabelle und Unzufriedenheit mit der Beziehung sichtbar, die sich Benedikt nur zögernd eingesteht und die er bisher nicht in Zusammenhang mit seiner sexuellen Lustlosigkeit gebracht hat. Es werden ebenso Persönlichkeitsmerkmale wie eine Harmonieneigung und geringe Konfliktbereitschaft deutlich. Das, was ihn an seiner Partnerin stört, bringt er nicht offen zum Ausdruck. Seine Unzufriedenheit verschiebt sich in seine erektile Dysfunktion. Das »Nein zum Sex« ist – zumindest auch – ein »Nein zu einigen Aspekten der Beziehung«. Hier wäre es wichtig, dass Benedikt sich mit seine Anliegen gegenüber Isabelle stärker einbringt, auch wenn es Konflikte und Spannungen mit sich bringt.

Die Weisheit des Symptoms

»Alles Gesagte wird von jemandem gesagt.«[19] Damit ist gemeint, dass nicht nur der Inhalt einer Botschaft von Bedeutung ist, sondern vor allem die Person, die etwas sagt, und der Kontext, in dem etwas gesagt wird. In der Systemischen Therapie werden Symptome als potenzielle kommunikative Botschaften an andere verstanden. Symptome können diese verschlüsselt darstellen. Wird eine sexuelle Funktionsstörung dementsprechend verstanden, geht es im Dialog weniger um die Behebung der Störung als vielmehr darum, zu ergründen, welche Botschaft sie überbringen will und welches berechtigte Bedürfnis in ihr zum Ausdruck kommt.

Wie schon gesagt, tun Menschen nichts »Unsinniges«. Nur ist die Botschaft manchmal schwer zu entschlüsseln. Hinter Symptomen verbergen sich subjektiv bedeutsame Bedürfnisse. Es gilt diesen Bedürfnissen auf angemessenere Weise gerecht zu werden als durch das Symptom, das ja immer auch mit Leiden verbunden ist. Eine suchende Haltung, in der das Symptom als »weiser Mann« oder »weise Frau« angesehen wird und gefragt werden kann: »Wenn das Symptom reden könnte, was würde es Ihnen sagen?« oder »Wenn Ihr vermeintlich unlogisches Verhalten Sinn macht, für welches Anliegen könnte es sinnvoll sein?«. Erst wenn für die berechtigten

---

19 Maturana, H. R. u. F. J. Varela (2015): Der Baum der Erkenntnis. Frankfurt/M. (Fischer TB), 6. Aufl., S. 32.

Bedürfnisse alternative Ausdrucksmöglichkeiten gefunden wurden, kann das Symptom aufgegeben werden.

Auch wenn Symptome erneut auftreten, nachdem sie als überwunden galten, lässt sich mit der Weisheit des Symptoms sehr gut arbeiten. Sie lassen sich wie gute Wächter ansehen, die auf ihrer Kontrollrunde vorbeischauen, ob noch alles in Ordnung ist oder ob sie Alarm schlagen müssen. »Alles in Ordnung hier bei dir?«, »Bist du in Gefahr und ich muss dir wieder helfen?«. So werden erneut auftretende Symptome sogar zu einer wertvollen Unterstützung.

MURIEL, 44 Jahre, und **HANNES,** 48 Jahre, sind seit zwölf Jahren verheiratet und haben zwei Kinder im Grundschulalter. Hannes ist selbstständig als Elektroingenieur, Muriel ist Musikerin, spielt in verschiedenen Ensembles. Im Coronajahr haben sie auf Hannes' Wunsch hin ein eigenes Haus bezogen, »ihr Nest gebaut«. Muriel konnte wegen der Coronarestriktionen nicht mehr auftreten. Hannes arbeitete vermehrt vom Homeoffice aus. Die Kinder mussten ebenfalls zeitweise zu Hause unterrichtet werden. Unter den Einschränkungen litt Muriel sehr. Sie erlebte sich eingesperrt wie in einem Käfig.

Im Zusammensein mit Freunden und beim Musizieren erlebt sie sich lebendig, unbeschwert und ganz bei sich. Diese Dinge bedeuten für sie einen wichtigen Ausgleich zu ihrem Familienalltag. Muriel besuchte hin und wieder alte Freunde und übernachtete auch bei ihnen. Hannes genoss es, zu Hause bleiben zu können. Er liebt das Werkeln in Haus und Garten.

Seit einigen Jahren schon haben sie nur noch selten Sex miteinander, weil Muriel kein Interesse verspürt. Manchmal sind ihr selbst seine Umarmungen zu viel. Hannes würde sich gerne mehr Sex wünschen, will aber Muriel nicht bedrängen und hält sich zurück. Bei dem Besuch eines Freundes erlebte Muriel unerwartet wieder eine sexuelle Lust, die sie selbst überraschte. Sie traute sich zunächst nicht, Hannes davon zu erzählen. Weil sie aber immer mehr Zweifel an der Beziehung zu Hannes hatte, fasste sie sich ein Herz und ging auf Hannes zu. Sie war selbst ratlos, wollte ihn nicht verletzen. Sie beschlossen, eine Paartherapie zu machen, um zu klären, ob sie zusammenbleiben oder auseinandergehen sollten.

Einerseits lässt sich Muriels Lustlosigkeit der letzten Jahre als Symptom ansehen. Da ließe sich fragen: Was sagt diese Lustlosigkeit? Ist es die zunehmende Routine im Alltag? Will das Symptom z. B. sagen: »Hier gibt es nicht die Leichtigkeit und Inspiration, die ich (Muriel) brauche, um mich erotisch lebendig zu fühlen!« oder »Hannes, du bist immer da. Du bist mir zu nah. So kann ich dich gar nicht mehr herbeisehnen!« oder »Du gehst nie aus oder triffst Freunde. Bei dir passiert nichts Überraschendes mehr. Das Leben mit dir ist langweilig geworden«? Fehlt Muriel ihr Freiraum? Hat sich Hannes verändert? Oder ist in der Beziehung die Balance zwischen Nähe und Distanz in eine bedrohliche Schieflage gekommen?

Andererseits ließe sich auch die unerwartete sexuelle Lust beim Besuch des Freundes als Symptom ansehen, weil Muriel erst durch diese Lust irritiert und verunsichert war. Dann heißt die Frage: »Wenn diese unerwartete Lust, die Sie selbst so irritiert hat, auf ein wichtiges Anliegen hinweist, was könnte das sein?« Hier könnte das Symptom heißen: »Es gibt noch Lust zu entdecken. Sie ist noch da in dir! Aber du musst mit Hannes klären, ob ihr das miteinander beleben wollt!«

In jedem Fall kann die Annahme, dass das Symptom eine wichtige Botschaft übermitteln will, zu einer Suche führen, wie Muriel und Hannes zu mehr Zufriedenheit und Glück finden. Das könnte heißen, dass Muriel mehr Freiraum braucht oder dass Muriel und Hannes neben der familiären Routine ein bewussteres Paarleben finden müssen.

Indem ein Symptom als weise angesehen werden kann, eröffnet sich vor allem die Chance, weg von Schuldzuschreibungen zu kommen, die meist in eine Verteidigungshaltung, in ein »Ja, aber ...« münden. Schuldzuschreibungen halten in der Kommunikation den Zirkel von Angriff und Verteidigung aufrecht. Mit der Frage: »Was will das Problem jedem von uns sagen?« geht es um die Suche nach Verständnis, sodass sich andere Lösungswege finden lassen.

Liebe Leserin, lieber Leser,

Sie ärgern sich immer wieder über Ihren Partner / Ihre Partnerin, weil er/sie sich ständig mit seinem/ihrem Handy befasst und mit Bekannten chattet? Sie werfen ihm/ihr vor, dass er/sie sich nie Zeit für Sie nimmt? Er/sie verteidigt sich, dass ja auch Sie sich nie Zeit für ihn/sie nähmen, weil Sie meist mit anderem beschäftigt seien. Jeder begründet seinen Ärger mit dem Verhalten des anderen. – Was, wenn Sie sich fragen würden, für was ist der Ärger gut? Vielleicht zeigt er mir an, dass ich eigentlich von meinem Partner / von meiner Partnerin etwas möchte? Dass er/sie mit mir Zeit verbringt und mir zeigt, ich bin ihm/ihr wichtig? Und was, wenn Sie dann sagen könnten: »Ich ärgere mich über dich. Ich komme mir unwichtig und links liegengelassen vor. Stattdessen wünschte ich mir, dass du mit mir Zeit verbringst willst. Denn du bist mir wichtig und ich möchte das.« Macht das für Sie einen Unterschied?

Die sexuelle Beziehungsgeschichte

Ein anderer Zugang zum Verständnis eines sexuellen Problems ist die gemeinsame Beziehungsgeschichte, hier mit dem Fokus auf der Entwicklung der gemeinsamen Sexualität. Menschen erzählen sich Geschichten. Geschichten geben dem Erlebten Sinn. Dabei kann die eine Person ein Ereignis als Drama und eine andere es als Komödie erzählen. Es kommt auf die Perspektive an. Die sexuelle Beziehungsgeschichte kann Paaren helfen, ihre aktuellen Probleme in einen größeren Zusammenhang zu stellen. Die Beziehungsgeschichte umspannt den Bogen von den Anfängen der gemeinsamen Sexualität über Phasenübergänge bis hin zur aktuellen Situation. Manchmal zeigt sich, dass die aktuellen sexuellen Probleme sich schon am Anfang der Beziehung zeigten, aber damals für das Paar anderes wichtiger war. Manchmal entstanden die sexuellen Probleme bei Phasenübergängen, wie etwa nach der Familiengründung, nach einem Umzug oder nach einer beruflichen Veränderung. Entscheidend ist herauszufinden, welche Bedeutung die jeweilige Veränderung für jeden Partner hatte und welche Herausforderung für jeden damit einherging.

Grundsätzlich werden Konflikte als unvermeidlich im Verlauf einer Beziehung angesehen. Sie markieren unausweichliche

Veränderungen im Interesse einer anstehenden Entwicklungsaufgabe. So lassen sich auch sexuelle Probleme als Hinweis auf anstehende individuelle oder paarbezogene Entwicklungen betrachten. Mithilfe der sexuellen Beziehungsgeschichte können solche Entwicklungsaufgaben deutlich werden.

Die verschiedenen Elemente einer sexuellen Beziehungsgeschichte sind in einer Tabelle (Tab. 2) noch einmal zusammengestellt.

sich verlieben und die Bildung als Paar	Anfang der erotischen Anziehung und Beginn der sexuell verbindlichen Beziehung; gemeinsame Entwicklung als Paar, erotisch und sexuell
Balance zwischen Gemeinsamkeit und Individualität	Welchen Stellenwert hat Individualität und Unterschiedlichkeit? Wie gehen die Partner damit um? Welchen Stellenwert hat Gemeinsames? Für wen mehr? Wie interagieren die Partner in Bezug auf ihre Sexualität und Beziehung?
Kontext des Problems	Wann sind die sexuellen Probleme erstmals aufgetreten? Wer hat es zuerst als Problem angesehen? Wer hat darauf wie reagiert?
anstehender Entwicklungsschritt	Auf welche anstehende Entwicklung in der Sexualität als Paar oder als Individuum könnte das jetzige Problem hinweisen? Welche Lösungsversuche wurden bisher unternommen? Was erschwert persönlich wie paarbezogen möglicherweise eine Entwicklung? Welche Ressourcen der Partner begünstigen eine Entwicklung? An welchen ersten Schritten würde eine Entwicklung sichtbar?

Tab. 2: Elemente einer sexuellen Beziehungsgeschichte

Eine erotische Geschichte erzählen

Die drei kommenden Interventionen zielen darauf ab, die Differenz der sexuellen Profile herauszuarbeiten und für eine intime, lebendige Begegnung der Partner zu nutzen. Viele Paare versuchen oft, Gemeinsamkeit und Harmonie zu vergrößern. Daraus erwächst bei Konflikten, sexuellen wie nicht sexuellen, der Wunsch nach mehr Rücksicht des anderen und der Bereitschaft zum Kompromiss. Ein Kompromiss bedeutet aber, auf etwas im Interesse von etwas anderem zu verzichten. Das Gefühl dazu ist Einschränkung. Das ist nicht sexy. Wenn ein Paar die Unterschiedlichkeit bejaht, kann die gemeinsame Sexualität an den Übergängen von Vertrautem zu Unbekanntem auf spielerische Weise lebendig und interessant bleiben. Es bedeutet: »Ich darf so sein, wie ich im Moment bin, mal launisch, mal humorvoll, mal ernst, mal unsicher und mal überschwänglich.«

Die Interventionen, die sich die Differenz der sexuellen Profile zunutze machen, haben einen stark konfrontierenden Charakter. Sie verdeutlichen die Ambivalenz der Partner, sich dem anderen zu zeigen. Sie ermöglichen aber auch die Erfahrung, sich zu sich selbst zu bekennen und eine eventuelle negative Reaktion des Partners aushalten zu können. Diese Erfahrung fördert die persönliche Reifung und stärkt die Partnerschaft.

Die Erzählung einer »gemeinsamen erotischen Geschichte« läuft folgendermaßen ab: Das Paar wird gebeten, sich Rücken an Rücken zu setzen. Dann werden sie gebeten, im Wechsel eine erotische Geschichte mit offenem Ausgang zu erfinden. Dabei gibt der eine Partner dem anderen mit einem Stichwort, wie z. B. »weiter«, das Signal, dass er nun an der Reihe ist, usw. Das Ende kann beliebig vom einen oder anderen Partner bestimmt werden.

Diese Intervention erzeugt manchmal eine recht humorvolle und fast erotische Atmosphäre. Dadurch, dass sich die Partner nicht ansehen, können sich beide stärker auf sich selbst konzentrieren. In der Nachbesprechung steht wertfrei das Erleben beider Partner im

Zentrum. Es gibt auch hier kein Richtig oder Falsch. Hilfreiche Fragen können sein: »Was haben Sie von Ihrem Mann (Ihrer Frau) in Bezug auf seine (ihre) erotischen Wünsche erfahren?«, »Was haben Sie über sich und Ihre erotischen Wünsche erfahren?«.

In der erotischen Geschichte werden nicht selten die eigenen sexuellen Wünsche eingewebt. Jeder Partner lenkt in seinem Teil die Geschichte in seine Richtung. Dadurch entsteht ein gutes Bild der Paardynamik. Wenn das Paar einverstanden ist, kann die Therapeutin auch ihre Beobachtungen zurückmelden. Dies sollte immer auf wertschätzende, respektvolle Weise geschehen.

Liebe Leserin, lieber Leser,

versuchen Sie einmal, mit Ihrem Partner / Ihrer Partnerin eine gemeinsame »erotische Geschichte« zu erfinden – wie oben beschrieben. Könnte das Spaß machen? Es ist gar nicht immer so einfach, wie es auf den ersten Blick aussieht. Erleben Sie, dass Sie sich die »Bälle gut zuspielen« und Sie den Faden des anderen sofort aufnehmen können? Führen Sie oder Ihr Partner überraschende Wendungen ein? Welche Stimmung entsteht zwischen Ihnen?

Liebesdiener-Übung

Die Idee, sich dem Partner als »Liebesdiener« zur Verfügung zu stellen, klingt im ersten Moment befremdlich. Der Paartherapeut Ulrich Clement hat sie entwickelt.[20] Die Übung besteht darin, dass das Paar an zwei getrennten Tagen eine sexuelle Begegnung so gestaltet, dass mal der eine und mal der andere Partner den Ablauf nach seinen Wünschen gestalten kann. Voraussetzung ist, dass das Paar grundsätzlich respektvoll miteinander umgeht. Die Wünsche sollen zudem keine sexuellen Handlungen verlangen, die bekanntermaßen für den anderen nur mit Widerwillen zu vollziehen wären. Es geht darum, dass die unterschiedlichen sexuellen Wünsche der Partner als gleichwertig nebeneinanderstehen können. Jeder Partner wird ernst genommen und seine Wünsche werden nicht moralisch

20 Clement, U. (2004): Systemische Sexualtherapie. Stuttgart (Klett-Cotta).

verurteilt. In der Liebesdiener-Übung wird die Logik der Harmonisierung und der Gleichzeitigkeit von Geben und Nehmen durchbrochen. Das kann zu überraschenden Wendungen führen – eine Übung, die Sie gut umsetzen können.

In der Praxis erlebe ich oft, dass Frauen ihre Männer oral oder manuell befriedigen, damit deren größeres Bedürfnis nach Sex erfüllt wird, ohne dass sie selbst Geschlechtsverkehr wollen: »Ich merke, seine Spannung steigt, er wird dann schlechter Laune. Dann befriedige ich ihn halt mit der Hand und er ist wieder entspannter im Alltag.« Dieser »Liebesdiener-Dienst« bleibt allerdings einseitig. Als Gewinn für die Belebung der Sexualität ginge es um die Wechselseitigkeit der Rollen.

Das ideale sexuelle Szenario

Die Intervention des idealen sexuellen Szenarios (ISS) ist in der systemischen Sexualtherapie inzwischen Allgemeingut. Auch sie geht auf Ulrich Clement zurück. Sie mag einfach aussehen, hat es aber in sich. Es geht einerseits um eine intensive Beschäftigung mit den eigenen sexuellen Fantasien und andererseits um die Bereitschaft zu deren Offenlegung gegenüber dem Partner. Die Konfrontation der Differenz der sexuellen Profile steht ganz im Zentrum. Die Kommunikation findet an der Grenze zwischen Bekanntem und Unbekanntem statt. Es braucht viel Mut für das Paar bei dieser Intervention. Ambivalente Gefühle, wie die Angst, sich zu zeigen, stehen der Neugierde auf das, was man vom anderen erfahren würde, gegenüber.

Die Führung durch diese Übung durch eine neutrale Person ist in der Regel sinnvoll. Paare mit einem stabilen Selbstwert, einer offenen Kommunikation und einer Neugier können sich aber durchaus zutrauen, diese Übung selbst, d. h. auch außerhalb eines therapeutischen Settings, durchzuführen. Die Abfolge der Schritte sollte in jedem Fall beachtet werden. Wenn ein Paar diese Übung selbst durchführt, ist es besonders wichtig, darauf zu achten, dass der Inhalt des ISS in erster Linie ein Bekenntnis jedes Partners zu sich selbst ist, an dem er den anderen vertrauensvoll teilhaben lässt.

Grundsätzlich beruht die Abfolge auf drei Teilschritten:

1. Der Schritt der Selbstkommunikation: Was macht mich sexuell aus? Was erregt mich?
2. Der Schritt der Mitteilung: Zeige ich dem anderen, was mich sexuell und erotisch ausmacht?
3. Der Schritt der Reaktion: Wie reagiert mein Partner auf mich? Was bedeutet das Gesagte für uns?

Im ISS erfolgen diese Schritte nacheinander. So kann sich ein Partner zum ersten Schritt entscheiden, den zweiten aber verweigern.

In der Anleitung wird »jeder Partner aufgefordert, eine für ihn ideale, optimal erregende und sexuell stimmige Begegnung zu fantasieren und aufzuschreiben«:[21]

Instruktion des idealen sexuellen Szenarios (ISS)

Stellen Sie sich vor, Sie dürfen sexuell ganz egoistisch sein und müssen auf Ihren Partner keine Rücksicht nehmen. Welcher Ablauf einer für Sie idealen, optimal erregenden und sexuell stimmigen Begegnung entsteht in Ihrer Fantasie? – Nehmen Sie sich genügend Zeit und sorgen Sie dafür, dass Sie alleine und ungestört sind. Schreiben Sie Ihre Fantasie auf ein Blatt Papier, am besten von Hand. Schreiben Sie Ihre Fantasie so auf, als wäre es ein Drehbuch. Es geht nicht darum, wie Sie sich fühlen, sondern welche Handlungen sichtbar sind.

Wenn Sie Ihr Szenario aufgeschrieben haben, verschließen Sie es in einem Umschlag und bringen den Umschlag verschlossen zur nächsten Stunde mit. Zeigen Sie es Ihrem Partner nicht und sprechen Sie auch nicht miteinander darüber.

Erst in der kommenden Stunde werden Sie entscheiden, ob Sie Ihr Szenario Ihrem Partner vorlesen wollen.

Dem Therapeuten kommt in der Folgesitzung die Aufgabe zu, den Prozess gut zu steuern. Es gilt konsequent zwischen Selbstaussage und Appell an den anderen gut zu unterscheiden. Primär ist die

21 Clement, U. (2016): Die Dynamik des Begehrens. Heidelberg (Carl-Auer), S. 121.

Offenlegung des ISS immer eine Aussage über sich selbst, keine Aufforderung an den anderen!

Es kann sein, dass es einige Zeit braucht, bis beide Partner sich klar darüber geworden sind, ob sie ihr ISS vorlesen wollen. Dieser Ambivalenz gilt es Raum zu geben. Es werden dabei Ängste und Befürchtungen berührt. Es kann auch sein, dass der eine entschieden ist, sein ISS verschlossen zu halten, aber es durchaus vom anderen hören möchte. Diesem Verhandlungsprozess muss ausreichend Raum gegeben werden. Entscheidend ist die neutrale Haltung des Therapeuten. Er ist für den Prozess zuständig, sodass jeder Partner für sich eine eigenverantwortliche Entscheidung treffen kann. Der Inhalt und das Ergebnis sind Sache des Paares. Es kann durchaus sein, dass durch die Offenlegung des ISS mehr auseinandergehende Wünsche sichtbar werden, als den Partnern lieb ist.

Wichtig ist festzuhalten, dass es in erster Linie um Fantasien geht, die die individuelle Stimulation abbilden. Ob der Partner seine sexuelle Fantasie in der Realität umsetzen möchte, kann im weiteren Verlauf diskutiert werden. Für den Schritt des Bekenntnisses zur eigenen sexuellen Identität, zum »Schau, so bin ich!« ist es weniger wichtig. Längstens wollen nicht alle Fantasien in die Tat umgesetzt werden.

Der Liebesbaum

Der Liebesbaum ist eine schöne Idee, die Sie selbst gut anwenden können. Sie ist eine gute Intervention, um Ressourcen im Paar wach werden zu lassen und zu stärken.

Die Intervention stammt von Carmen Beilfuß. In der Paartherapie wird der Liebesbaum gemeinsam mit dem Partner durchgeführt. Carmen Beilfuß beschreibt es so:

> » *Der Liebesbaum ist ein Interview, das über den Anfang der Paargeschichte, über die gelebte Gemeinsamkeit, über mehrere oder sogar sehr viele Jahre hin zu Zukunftsideen für das gemeinsame Leben führt.* «[22]

22 Kindl-Beilfuß, C. (2012): Einladung ins Wunderland. Heidelberg (Carl-Auer), 3. Aufl. 2021, S. 180.

So wird die Beziehungsgeschichte synchron aus der Perspektive beider Partner lebendig. Die Symbolik des Baumes ist für Frauen wie Männer eingängig. Die Wurzeln stehen für den Anfang der Beziehung, für die gegenseitige Anziehung. Der Stamm symbolisiert das gemeinsam Geschaffene und die Kontinuität der Beziehung. Und die Blätter stehen für die Wünsche an die gemeinsame Zukunft. Wesentlich ist eine konsequent ressourcenorientierte Ausrichtung, wie sie in den Fragen zum Liebesbaum anschaulich wird (s. Tab. 3).

Element	Fragen
Wurzeln	Wenn Sie sich an Ihren Anfang zu zweit erinnern, was war für Sie das ganz Besondere? Was hatte Sie schon von Anfang an am anderen fasziniert? Welche besonderen Momente prägten Ihren Anfang zu zweit? Gab es vielleicht so etwas wie einen magischen Moment?
Stamm	Was haben gerade Sie beide miteinander geschaffen, was Sie alleine nicht geschafft hätten? Worauf sind Sie stolz? Welche gemeinsamen Werte haben Sie getragen? Was erfüllt Sie mit Freude und Dank, weil das mit dem anderen möglich war?
Blätter	Was möchten Sie in jedem Fall noch gerne mit Ihrer Frau / Ihrem Mann erleben? Welches Abenteuer mit Ihrer Frau / Ihrem Mann reizt Sie besonders? Für was lohnt es sich gerade jetzt, in Ihrer Partnerschaft noch einmal richtig durchzustarten?

Tab. 3: Fragen zum Liebesbaum

Wenn Sie es selbst ausprobieren wollen, ist es hilfreich, wenn die Strukturen des Baumes auf dem Boden ausgelegt werden können, z. B. durch bunte Pappe (braun für die Wurzeln, grün für den Stamm und gelb/rot für die Blätter). Dann wird jeder Partner gebeten, sich drei Stichworte zu der jeweiligen Struktur (Wurzeln, Stamm, Blätter) zu notieren. Danach werden die Zettel mit den Stichworten hingelegt. Jeder Partner erläutert seine Stichworte. Durch die Erinnerungen werden meistens auch die Gefühle wieder wach, die die Beziehung besonders und wertvoll machen. Am Anfang wird oft ein magischer Moment oder die Leichtigkeit erinnert. Manchmal befand sich ein Partner in einer schwierigen Lebenslage, aus der der andere ihn herausholte. Bei den Erinnerungen des gemeinsam Geschaffenen werden die Verdienste füreinander deutlich, wie »Wir

DER LIEBESBAUM

Partner A | Partner B

Blätter
Wünsche
für eine
gute Zukunft

Stamm
Das gemeinsam
Geschaffene

Wurzeln
Der Anfang
der Liebes-
beziehung

Abb. 2: Der Liebesbaum

haben zwei tolle Kinder«, »Du hast mir ein Zuhause gegeben«, »Du hast mich in meinem Beruf unterstützt« u. Ä.

Aber auch Krisen werden sichtbar. In der Symbolik des Liebesbaumes gelingt es nicht selten, diese als gemeisterte Krisen zu integrieren, wenn Sie sich fragen: »Wie haben wir beide es geschafft, diese schwere Zeit zu meistern?« Auf dem Boden guter Erinnerungen kann es für Sie bei den Blättern leichter werden, mit Energie und Elan in die gemeinsame Zukunft zu blicken. Erstaunlich oft stehen sich die Wünsche an das weitere gemeinsame Leben gar nicht so im Wege, wenn sie als ergänzend und nicht als ausschließend angesehen werden können. Hier wird erneut deutlich, wie bereichernd die Bejahung der Unterschiedlichkeit sein kann.

Auch wenn die Fortsetzung der Beziehung infrage steht, kann die Metapher des Baumes genutzt werden. Es ließe sich z. B. mit der Metapher eines Blitzschlages, der den Baum getroffen hat, arbeiten und fragen, ob der Baum genug Kräfte hat, um sich wieder zu erholen. Viele Paare schätzen diese Übung.

Abbildung 2 veranschaulicht den Liebesbaum grafisch und zeigt, wo die Antworten auf die Fragen zum Liebesbaum eingetragen werden können.[23]

Das 4-Säulen-Modell

Einen anderen Zugang zur Bestandsaufnahme des gegenwärtigen Befindens in der Beziehung bietet das 4-Säulen-Modell (s. Abb. 3).[24] Die Veranschaulichung mit Säulen oder Skalen ist verbreitet und vielen Menschen vertraut. Diese lassen sich vielseitig anwenden, z. B. für die Visualisierung von Ist- und Wunschzustand. Die Metapher der Säulen veranschaulicht gut, wie ein Gebilde, z. B. eine Paarbeziehung, von mehreren Säulen getragen wird, die nicht alle gleich stark ausgebildet sind.

Das 4-Säulen-Modell hilft, die Gemeinsamkeiten ebenso wie die Unterschiede sichtbarer werden zu lassen und einen Austausch über

---

23 Eine Kopie des Liebesbaumes findet sich unter: https://www.carl-auer.de/media/carl-auer/sample/ZM/Bruchhaus%20Steinert_Sexualstörungen_Zusatzmaterial.pdf

24 Bruchhaus Steinert, H. (2019): Sexualstörungen. Heidelberg (Carl-Auer).

die Bedeutung der einzelnen Säulen für jeden Partner anzuregen. Zudem wird die Sexualität in eine umfassendere partnerschaftliche Zufriedenheit eingebettet.

Die Säulen erfassen die subjektive Bewertung der Bereiche Partnerschaft, Liebe, Erotik/Sex und Passung/Passungsglück.

Der Bereich Partnerschaft erfasst die Zufriedenheit mit dem gemeinsamen Funktionieren im Alltag, die gegenseitige Verlässlichkeit, das Gefühl für die gerechte Aufteilung der Aufgaben, wie z. B. die Kinderbetreuung.

Die Liebe erfasst eher eine irrationale Dimension, das Gefühl der Verbundenheit und der Zuneigung. Dabei kommt sowohl das Gefühl zu lieben wie das Gefühl geliebt zu werden zum Tragen.

Erotik/Sex erfasst die sexuelle Aktivität und Zufriedenheit in einer Beziehung.

Mit Passungsglück ist das Zusammenspiel der individuellen Eigenschaften, der Gewohnheiten, der persönlichen Werte, der kulturellen Herkunft, der Spiritualität und der Bereitschaft zu Veränderung gemeint. Es ist nicht selbstverständlich, dass diese individuellen Merkmale, besonders in einer dauerhaften Beziehung, zusammenpassen. Die Dimension Passungsglück bildet die Kompatibilität dieser Merkmale ab.

DIE VIER SÄULEN EINER PAARBEZIEHUNG

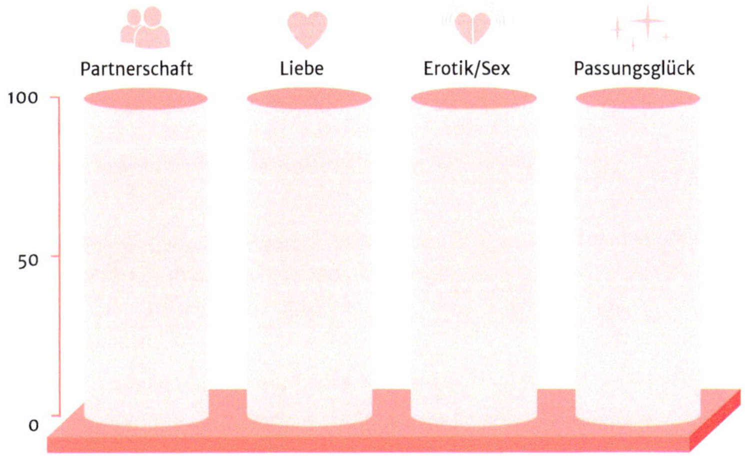

Abb. 3: Die vier Säulen einer Paarbeziehung

Nach meiner Erfahrung können solche nicht zu vereinbarenden Unterschiede der individuellen Bedürfnisse zum Scheitern einer Paarbeziehung führen. Gerade bei binationalen Paaren beinhaltet die Passung Konfliktpotenzial: Wo soll der Lebensmittelpunkt sein? Findet sich ein Partner in der Heimat des anderen zurecht? In welcher Tradition sollen die Kinder erzogen werden? Welcher Stellenwert wird dem Beruf gegeben? Welche Verpflichtungen bestehen gegenüber der Herkunftsfamilie?

Die Arbeit mit dem 4-Säulen-Modell soll das nachfolgende Fallbeispiel veranschaulichen.

KATHARINA, 36 Jahre, ist lesbisch und lebt seit mehreren Jahren in ihrer jetzigen Beziehung. Die Sexualität nahm immer einen wichtigen Stellenwert in ihren Beziehungen ein. Sie sei oft die Aktive im Sex gewesen. Ihrer jetzigen Frau ist sie in tiefer Liebe verbunden. Nur im Sex täten sie sich schwer. Als sie sich kennenlernten, machte ihre Frau eine schwere Erkrankung durch und sie selbst bekam vor zwei Jahren die Diagnose Brustkrebs. Nach der ersten Operation entschloss sie sich wegen des hohen Risikos, auch die zweite Brust abnehmen zu lassen. Der Verlust der Brüste habe sie nicht geschmerzt: »Ich habe meine Brüste nie gemocht.« Aber die Erholung gestaltete sich langwierig und sie erlebte sich als körperlich versehrt. So begann das Paar seine sexuelle Beziehung zu einer Zeit, als jede der beiden ihren Körper als versehrt erlebte. Katharina und ihre Frau sind häufig zärtlich miteinander, einer sexuellen Begegnung gehen sie aber aus dem Weg. Katharina befürchtet, dass die Beziehung ohne Sex scheitern könnte.

Mir schien es, dass Katharina sich selbst unter einen Erfolgsdruck setzte, von sich erwartete, als selbstbewusste lesbische Frau keine Verletzlichkeiten und Schwächen mehr haben zu dürfen, und sehr hart mit sich ins Gericht ging. Sie wollte das Selbstbild als selbstbewusster lesbischer Frau aufrechterhalten, während ihre Lustlosigkeit die Fragilität und Verletzlichkeit zum Ausdruck brachte.

Ich schlug ihr das 4-Säulen-Modell vor, um die sexuellen Schwierigkeiten anders bewerten und einbetten zu können.

Als Katharina sich ihre Säulen (s. Abb. 4) betrachtete, wurden ihr die großen Bereiche ihrer Beziehung bewusst, die sie sehr schätzte,

v. a. ihre gegenseitige Liebe. Auf meine Frage, wie es wäre, wenn sie sich erlauben würde, sich selbst mit etwas mehr Milde zu begegnen, wurde sie nachdenklich und still. Ja, das könne sie sehr schlecht.

Der Gedanke der Milde brachte eine Veränderung. Sie erlaubte sich einzugestehen, dass sie ihre Kräfte gegenwärtig noch für anderes brauchte und die Sexualität zwischen ihr und ihrer Frau noch ein wenig warten müsste. Der Blick auf die tragenden Säulen ihrer Beziehung ermöglichte ihr ein sicheres Gefühl der Verbundenheit, was in ihrer Lebenssituation das Wichtigste war.

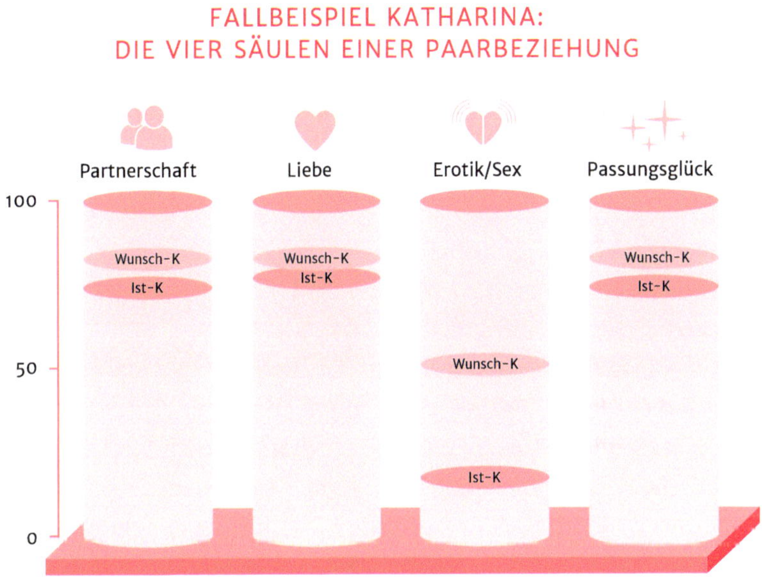

Abb. 4: Die vier Säulen der Paarbeziehung von Katharina

Imaginationen

Imaginationen sind Reisen in die innere Welt des Erlebens, wie wir sie aus unseren Träumen kennen. Die meisten Menschen haben einen reichen Schatz innerer Bilder und Vorstellungen. Tagträume sind z. B. eine Form davon. Imaginationen helfen, innere, verborgene Stärken und Ressourcen wachzurufen. Im Rahmen einer Psychotherapie werden sie meistens zu einem bestimmten Thema oder Bild von der Therapeutin angeleitet. Jeder Mensch hat einen reichen inneren Erlebnisschatz jenseits der Worte, der in Form von Bildern, Szenen, Gerüchen, Erinnerungen, Fantasien, Personen u. a. m. abgespeichert ist. Dieses innere Erleben ist oft nicht durch logisches Denken zugänglich. Imaginationen ermöglichen einen Zugang zu diesen Innenräumen.

Bei Frauen können sexuelle Funktionsstörungen als inneres Dilemma zwischen der Sehnsucht, sexuelle Lust auf ihre ganz individuelle Weise leben zu wollen, und dem Anspruch, sexuell zu funktionieren, wie es von ihnen erwartet wird, verstanden werden. Um die Möglichkeit zu schaffen, ihre sexuelle Lust auf eine persönlich stimmige Art und Weise leben zu können, müssen diese Frauen eine gute Beziehung zu sich selbst entwickeln. Die gute Kenntnis des eigenen inneren Raums und die Ermächtigung, selbstbestimmt darüber zu verfügen, tragen dazu wesentlich bei.

Ein Beispiel einer Imagination mit Fokus auf die Sexualität ist eine »Reise ins Land der Erotik«[25]. Es gibt jedoch eine Vielzahl weiterer Imaginationen, allgemeiner wie spezifischer. Sie dienen oft der Ressourcenstärkung, d. h., sie aktivieren die vorhandenen inneren Kräfte.

Eine Imaginationsübung braucht Zeit. Es ist wichtig, dass die Klientin diese innere Reise ganz in ihrem Tempo machen kann. Die aufkommenden Bilder entstehen spontan, überraschen manchmal »die Reisenden« selbst. Nicht immer entstehen ausschließlich positive Bilder – auch deshalb ist eine gute Führung durch einen Therapeuten wichtig, um sicher gehalten zu sein.

Interaktive Grafik als Visualisierungshilfe

Eine meiner Lieblingsübungen ist die »interaktive Grafik«. Wer sich gerne seine Gedanken aufschreibt, Mindmaps erstellt oder Zusammenhänge durch Bilder besser erfasst als durch Worte, der wird sie mögen. Sie kann z. B. als Visualisierungshilfe zum Verstehen von Paarkonflikten (nicht nur auf die Sexualität bezogene) dienen. Wegweisend dafür ist die Frage: Wie kann Verstehen jenseits von Worten vertieft werden?

---

25 Bruchhaus Steinert, H. (2019): Sexualstörungen. Heidelberg (Carl-Auer).

Die »interaktive Grafik« entsteht als Zeichnung im Dialog mit dem Paar. Die Therapeutin erstellt sie nach den Informationen, die sie von den Partnern gehört hat. Das Paar lässt dabei das entstehende Bild auf sich wirken. Es kommt aber auch vor, dass ein Partner spontan aufsteht und selbst etwas ergänzen möchte. Das ist selbstverständlich willkommen.

Die Idee für diese Übung stammt ursprünglich von Manfred Prior. Er nennt sie: das »grafische Verstehen«.[26] Sie hat sich für mich als ein hilfreicher Zugang bewährt.

Das Gute an der interaktiven Grafik ist, dass man keinerlei zeichnerisches Talent braucht und nur wenig Zubehör: ein Blatt Papier (in der Praxis hat sich ein Flipchart bewährt, weil es etwas größer ist) und eine kleine Auswahl bunter Stifte. Die Durchführung ist im Grunde simpel:

Erst werden die beiden Partner als »Strichmännchen« auf das Blatt gemalt. Dann werden mithilfe einfacher Symbole Gefühle, Gedanken, Erfahrungen, Stärken und Ängste ergänzt. So kann Traurigkeit mit einem traurigen Smiley, Angst mit großen, erschrockenen Augen, etwas, das einer nicht versteht, mit einem Fragezeichen, Gedanken in einer Blase überm Kopf symbolisiert werden etc. Für die Liebe mag ein rotes Herz stehen, für einen Konflikt ein Blitz, für schwere Zeiten Gewichte. Den Boden, auf dem das Paar steht, symbolisiere ich meistens mit einem festen Balken. Darin hat das gemeinsam Geschaffene Platz. Konflikte werden von vielen wie »Risse im Fundament« erlebt.

Eine Außenbeziehung lässt sich gut als Strichmännchen hinter den Partner zeichnen. Allein dadurch wird das Dilemma dessen, der eine Außenbeziehung hatte oder hat, unmittelbar deutlich. Er steht im wahrsten Sinn des Wortes dazwischen. Die wechselseitigen Einflüsse lassen sich gut mithilfe von Bögen über den Köpfen oder zwischen den Händen symbolisieren. Rucksäcke können für die Erfahrungen des bisherigen Lebens stehen, Gewichte für belastende Lebensereignisse, Schatztruhen für wertvolle Erfahrungen oder Federn und Blumen für besonders schöne, leichte Momente.

26 Persönliche Mitteilung von Manfred Prior auf einem Seminar.

Dem Einfallsreichtum sind hier keine Grenzen gesetzt. Man sollte sich aber immer wieder rückversichern, ob die Darstellung für beide Partner stimmig ist. Es ist wichtig, dass sich jeder Partner in der Grafik mit seinem Erleben wiedererkennt: »Passt es so für Sie?«, »Fehlt etwas Wichtiges?«.[27] In der Therapie zeichnet die Therapeutin. So können die Partner das, was entsteht, besser auf sich wirken lassen. Wenn Sie selbst einmal eine solche Grafik interaktiv, d. h. gemeinsam als Paar erstellen wollen, dann sollten Sie darauf achten, dass jeder von Ihnen aktiv daran beteiligt ist. Wechseln Sie sich ab.

Hilfreich ist die »interaktive Grafik« besonders dann, wenn eine emotionale Berührung gelingt, wenn der eine beginnt, dem anderen mit Interesse an dessen Erleben zu begegnen, anstatt in einer Haltung von Verteidigung und Vorwurf sich selbst rechtfertigen zu wollen. Dann bekommen Wünsche, Träume und Sehnsüchte Platz und können ins Gespräch miteinander einfließen. Viele Personen waren nach der Übung in der Therapie berührt und nachdenklich. Sie behielten vor allem die emotionale Bedeutung in Erinnerung, obwohl sie die Einzelheiten der Grafik gar nicht mehr detailliert erinnerten. Es war mehr das Aha-Erlebnis, das in der Erinnerung blieb. Patienten beschrieben es z. B. so: »Da ist mir auf einmal was klar geworden! Ich habe da gespürt, was für einen starken Boden wir unter unseren Füßen haben. Das hat sich gut angefühlt. Wie sehr da das Alte noch an mir nagt, das habe ich da in Ihrer Zeichnung gesehen. Ich dachte ich hätte das längst hinter mir.«

Für die Arbeit an sexuellen Themen eignet sich die interaktive Grafik deshalb gut, weil sie den Unterschied zwischen Kopf und Körper, zwischen oben und unten gut sichtbar werden lässt: »Was denke ich und was macht mein Körper? Wann reagiert mein Körper mit Lust und Erregung? Was will mein Kopf nicht zulassen?«

Als Paar können Sie so ein Bild entstehen lassen, in dem Ihr aktuelles Problem in den Kontext Ihrer beider Biografien, Ihrer Gefühle, Gedanken und Wünsche eingebettet wird. Nach meiner Erfahrung beziehen sich Klienten oft noch lange Zeit später auf das, was ihnen durch eine solche Zeichnung deutlich wurde. Ein Vorteil der Grafik ist zudem, dass sich Klienten mit dem Handy ein Foto machen und

27 Mehr dazu in: Bruchhaus Steinert, H. (2019): Sexualstörungen. Heidelberg (Carl-Auer)

somit eine Erinnerung mitnehmen können. Dadurch kann die Erkenntnis wiederholt abgerufen werden. Wie heißt es doch: »Bilder sagen mehr als 1000 Worte.«

Liebe Leserin, lieber Leser,

wenn Sie selbst einmal ausprobieren wollen, wie Sie Ihre Beziehung und Ihr Zusammenspiel als Paar erleben, dann nehmen Sie sich ein Blatt Papier, zeichnen sich selbst und Ihren Partner / Ihre Partnerin in die Mitte des Blattes (Strichmännchen reichen) und lassen mal entstehen, was Sie an Gefühlen, Gedanken, Erlebnissen und anderem Wichtigen sich beiden an die Seite stellen.

Zeichnen Sie mit Symbolen, nicht mit Worten. Welche wichtigen Personen gehören zu jedem von Ihnen noch dazu? Welche besonderen Erfahrungen prägen Sie und auch Ihr Gegenüber?

Wenn Sie das zusammen machen, dann fängt der eine an, der andere ergänzt usw. So ergibt sich ein lebendiges Abwechseln. Am Ende haben Sie ein Bild vor sich, das wohl nur Sie beide verstehen, aber das eine Momentaufnahme Ihres gegenwärtigen Zusammenspiels wiedergibt. Horchen Sie in sich, wie es Ihnen geht. Haben Sie neue Sichtweisen gewonnen oder ist etwas vertieft worden? Oder haben Sie vielleicht mehr Trennendes wahrgenommen, als Ihnen bisher bewusst war?

Körperorientierte Zugänge

Sexuelle Aktivität ist immer körperliches und seelisches Erleben. Allerdings hinterlässt körperliches Funktionieren alleine selten ein Gefühl bedeutungsvoller Befriedigung. Ebenso bleibt ein ausschließliches Verstehen der Seele ohne eine Veränderung im Verhalten wirkungslos, weil neue emotionale wie körperliche Erfahrungen nicht gemacht werden können. Diese vollziehen sich nur im Wechsel von Körper und Psyche. Das gilt im Übrigen nicht nur für die Sexualität, aber dort ist das Zusammenwirken besonders offensichtlich.

Um den eigenen Körper zu kennen und sein Funktionieren zu verstehen, braucht es ein angemessenes Basiswissen über Anatomie, Funktionsweise und Physiologie. Damit ist nicht gemeint, dass jeder Mensch ein Arzt oder Biologe sein muss, um seinen Körper zu verstehen. Grundkenntnisse über natürliche körperliche Abläufe sind jedoch wichtig, um mit seinem Körper angemessen und liebevoll umgehen zu können. In unserer heutigen aufgeklärten Welt ist es immer wieder überraschend, wie wenig Menschen mit ihrem Körper vertraut sind. Es gibt nicht wenige Frauen, die ihre Genitalien noch nie richtig angesehen haben, z. B. mit einem Spiegel. Sie wissen nicht, »wie es da unten aussieht«. Zahlreiche Männer glauben immer noch, dass ein großer Penis Ausdruck von Männlichkeit und Potenz ist. Oder sie befürchten, dass sie nach einer Vasektomie (Unterbindung der Samenleiter) auch ihre Potenz verlieren und »kein richtiger Mann« mehr sind.

Obwohl so viel Wissen über Sex, sexuelle Praktiken u. a. m. im Internet zur Verfügung steht, ist es erstaunlich, wie wenig junge und sexuell aktive Menschen über die sexuelle Stimulation wirklich wissen. »Es klappt halt einfach«, oder besser gesagt: »Es sollte halt einfach klappen!« Aber für ein Verständnis des Zusammenspiels von Körper, Gefühlen und Gedanken ist es wichtig, ein genaues Bild davon zu erhalten, wie sich die Partner erregen und ob das, was sie tun, der jeweils individuellen Art und Weise, erregt zu werden, entspricht. Kennen Sie die erogenen Zonen Ihres Partners? Wissen Sie, was ihn/sie stimuliert? Kennen Sie verschiedene Arten, wie Ihr Partner erregt wird? Oder glauben Sie es zu wissen?

Sexuelle Mythen halten sich erstaunlich hartnäckig, z. B. die Bedeutung des vaginalen Orgasmus bei der Frau. Es ist wissenschaftlich belegt, dass nur knapp 20 % der Frauen ausschließlich durch die vaginale Penetration zum Orgasmus kommen. Ein Drittel der Frauen kommt nur mit begleitender Stimulation der Klitoris zum Orgasmus und bei einem weiteren Drittel führt das Miteinander von klitoraler und vaginaler Stimulation zum Orgasmus. 9 % der Frauen kommen durch den Koitus gar nicht zum Orgasmus, sondern brauchen andere wie orale Stimulation (Cunnilingus). Sich auf einen vaginalen Orgasmus zu versteifen, geht also am Erleben der meisten Frauen vorbei. Für diese sind wichtige Faktoren, um erregt zu werden, die Intimität mit dem Partner, genügend Zeit und die richtige Stimulation durch den Partner. Für Letzteres ist natürlich notwendig, dass er weiß, wie sie stimuliert wird. Das heißt, kommunizieren die Partner offen über die Art und Weise, wie sie erregt werden? Oder hoffen sie, dass es der andere herausfindet?

Die Erkenntnisse aus diesen wissenschaftlichen Untersuchungen sind übrigens die Grundlage der Website OMGYes[28]. Sie informiert mithilfe von Interviews und Videos über viele Fragen rund um weibliche Lust und Erregung in verschiedenen Altersstufen.

Körperorientierte Zugänge helfen dabei, den eigenen Körper bewusster wahrnehmen zu lernen und die Vielfalt körperlichen Erlebens zu vertiefen. Im Folgenden soll eine kleine Auswahl körperorientierter Zugänge, wie sie sich in der Therapie sexueller Störungen bewährt haben, skizziert werden.

Ein gezieltes Beckenbodentraining kann v. a. bei Schmerzen beim Sex (Dyspareunie) und unwillkürlichen Verkrampfungen des Scheideneingangs (Vaginismus) hilfreich sein. Diese Probleme sind oft sehr schambesetzt und können eine Beziehung recht belasten, auch wenn die Partner meistens sehr verständnisvoll sind. In einer spezifischen Beckenbodenphysiotherapie kann einerseits die Muskulatur im Beckenboden besser gespürt werden, andererseits helfen gezielte Atem- und Körperübungen, den Beckenboden aktiv entspannen zu lernen.[29] Manchmal helfen schon wenige Sitzungen zum Erfolg.

Einen körperorientierten Ansatz in der Sexualtherapie vertritt auch die u. a. am Zürcher Institut für klinische Sexologie & Sexualtherapie gelehrte Methode des Sexocorporel.[30] Hier wird davon ausgegangen, dass sexuelles Erleben eng verknüpft ist mit der individuellen sexuellen Lerngeschichte. Wie hat eine Person bisher gelernt, ihren Körper wahrzunehmen und für sexuelle Erregung zu nutzen? Welche Erregungsmöglichkeiten hat sie gelernt? Ziel in der Therapie ist es, mithilfe von Körperübungen den eigenen Körper

28 »OMGYes – eine komplett neue Art, die weibliche Lust zu erkunden«. Verfügbar unter: https://www.omgyes.com/de/ [2.5.2022]. Oder schauen Sie auch bei: https://www.vaginismus-selbsthilfe.de/omgyes/ [2.5.2022].

29 Links dazu finden Sie am Ende des Buches.

30 »ZISS: Das Sexocorporel-Konzept«. Verfügbar unter: www.ziss.ch [3.5.2022].

intensiver kennenzulernen, die Sensibilität des Körpers zu steigern und sich auf körperlicher Ebene besser steuern zu können. Besonders wird das Wechselspiel von Entspannung (die es für einen Erregungsaufbau braucht) und Spannung (die es für den Orgasmus braucht) beachtet. Sexuelles Erleben wird dabei als Sinnlichkeit im ganzen Körper und nicht nur in den Genitalien verstanden. Für Interessierte werden im deutschsprachigen Raum zahlreiche Kurse für Männer, Frauen und Paare angeboten. Viele Sexualtherapeuten integrieren den Ansatz zudem in ihre therapeutische Arbeit.

Eine weitere Möglichkeit, Körperübungen in einen Veränderungsprozess zu integrieren, sind die sogenannten »Sensate-Focus-Übungen«. Im deutschsprachigen Raum werden sie auch als »Sensualitätsübungen« bezeichnet. Auf der Grundlage der Erkenntnisse von Masters und Johnson wurde über die letzten Jahrzehnte ein therapeutisches Programm entwickelt, das Körperübungen mit psychologischem Verstehen integriert. Es ist explizit ein paartherapeutisches Vorgehen. In Deutschland ist dieser Ansatz auch als »Hamburger Modell der Sexualtherapie« bekannt. Es wird davon ausgegangen, dass Ängste und enttäuschende Erfahrungen zur sexuellen Problematik geführt oder maßgeblich beigetragen haben. Durch die Sensualitätsübungen soll eine neue sinnlich-körperliche Erfahrung in der Begegnung des Paares für die Partner ermöglicht werden.

Die Übungen bauen aufeinander auf: Zunächst soll wieder zu einem angstfreien und entspannten Erleben körperlicher Nähe generell hingeführt werden. Man beginnt deshalb mit gegenseitigen Streichelübungen, explizit ohne die erogenen Zonen einzubeziehen. Wichtig ist dabei eine wertungsfreie Selbstbeobachtung. Mit dem Wechsel von »aktivem« und »passivem« Partner wird die Gleichwertigkeit der Rollen unterstrichen. Stufenweise erfolgt eine Annäherung an die sexuelle Erregung. Eine nächste Stufe wird erst dann eingeleitet, wenn beide Partner sich vertraut und sicher in der aktuellen fühlen. In der ursprünglichen Form galt während der Übungen ein Koitusverbot. Nach meiner Erfahrung ist das heute aber kaum mehr durchzusetzen.

Die Abfolge der einzelnen Stufen ist in Tabelle 4 dargestellt

Streicheln I – erkundendes Streicheln	Abwechselndes, gegenseitiges Streicheln ohne erogene Zonen; auf dem Bauch liegend, auf dem Rücken und (optional) wieder auf dem Bauch. Die Zeit kann zeitlich begrenzt werden oder wird vom aktiven Partner bestimmt.	Ziel: In der passiven Rolle das Gestreicheltwerden bewertungsfrei wahrnehmen; in der aktiven Rolle das Erkunden des Körpers des anderen von der eigenen Neugier geleitet wahrnehmen.
Streicheln II – erkundendes Streicheln	Wie Streicheln I mit Einbezug der erogenen Zonen, aber ohne die Absicht, Erregung herbeizuführen.	Ziel: Der Einbezug der Genitalien erhöht die Intensität des Streichelns, ohne einen Leistungsdruck (Erregung) zu erzeugen.
Streicheln III –Spiel mit der Erregung	Das Streicheln wird mit dem Ziel sexueller Erregung vollzogen. Zwischen Erregung erzeugen und wieder loslassen soll bewusst variiert werden.	Ziel: Gelassener Umgang mit sexueller Erregung; Kennenlernen von Vorlieben der eigenen sexuellen Erregung und der des Partners.
Einführen des Penis – »Stille Vagina«	Der erigierte Penis wird in die Vagina eingeführt ohne das Ziel weiterer Erregung, evtl. nur kurz. Es finden keine erregungssteigernden Bewegungen statt. Günstig ist die Reiterstellung, bei der die Frau auf dem Mann sitzt und den Penis einführt. Selbstbefriedigung oder Befriedigung des Partners ohne Penetration ist möglich.	Ziel: Erfahren, dass mechanisches Einführen des Penis möglich ist. Da die Penetration oft mit größeren Ängsten einhergeht, wird dieser Schritt als Zwischenstufe betrachtet.

<table>
<tr><td>Koitus mit Variationen</td><td>Keine Vorgaben mehr, ausprobieren was gefällt.</td><td>Ziel: Selbstbestimmte Sexualität mit dem Partner.</td></tr>
<tr><td colspan="3">Ergänzende Einzelübungen sollen dabei helfen, dass die Partner ihre persönliche Art und Weise, erregt zu werden und zum Orgasmus zu kommen, kennen(lernen) und sich selbst befriedigen können.
Sie dienen der Selbstwahrnehmung, der Selbststimulation bis zum Orgasmus, der Reduktion von Scham- und Minderwertigkeitsgefühlen und der Mitteilung an den Partner darüber, wie man selbst erregt wird.</td></tr>
</table>

Tab. 4: Das Stufenmodell der paarbezogenen Sensate-Focus-Übungen

Die Sensate-Focus-Übungen ohne therapeutische Begleitung durchzuführen, ist zugegebenermaßen schwer. Sie ziehen sich doch über eine längere Zeit hin und es bedarf einer fachlichen Expertise, um die auftretenden Fragen, Gefühle und Unsicherheiten aufzufangen. Die Sensate-Focus-Übungen lassen sich aber gut in eine systemische Paartherapie bei sexuellen Störungen integrieren. Ich selbst biete den Einsatz körperbezogener Begegnungen an und bespreche mit dem Paar, welche Möglichkeiten sie für sich als sinnvoll ansehen. Gemeinsam passen wir Vorgaben an und vereinbaren nächste Schritte. Die Paare kommen meistens selbst auf gute Ideen. Die Vorgabe, dies als »Übung« anzusehen, hilft dabei, den Druck, »es richtig zu machen«, zu reduzieren. Wenn ein Paar lange auf jede körperlich-sinnliche Berührung verzichtet hat, kann bereits ein Aneinanderliegen von Rücken zu Bauch oder ein Sich-in-den-Arm-Nehmen eine neue sinnlich-körperliche Erfahrung sein. Es gilt, das Paar zu ermutigen, sich wieder auf Intimität und erotisch-sexuelle Begegnung einzulassen und selbstbestimmt dabei zu prüfen, was jeweils stimmig ist. Entscheidend ist eine neutrale Haltung des Therapeuten. Er darf nicht mehr wollen als die Klienten. Dazu kann auch der Entscheid der Klienten gehören, ihre sexuelle Aktivität aufzugeben. Es gehört viel Mut dazu, sich authentisch und ergebnisoffen aufeinander einzulassen.

Liebe Leserin, lieber Leser,

haben Sie schon einmal versucht, sich mit Ihrem Partner / Ihrer Partnerin nackt aufs Bett zu legen und sich ohne die Absicht sexueller Erregung zu streicheln? Gemeint ist hier nicht, eine »liebevolle Massage« anzubieten! Es geht vielmehr um die Selbstermächtigung, den Körper des anderen zu erkunden, wie es einem gefällt. Aber fühlt sich das nicht rasch als »Inbesitznahme« und somit unberechtigt an? Es ist gar nicht so einfach, sich mit dem Körper des Partners / der Partnerin zu befassen, ohne an sein Wohlergehen zu denken (oder – genau umgekehrt – daran, ihn Unwohlsein fühlen zu lassen!). Aber gerade das ist so wesentlich im Sex miteinander: bezogen sein und doch ganz bei sich selbst. Erfüllte Sexualität hat den anderen im Blick und ist doch auch ganz egoistisch.

Fallbeispiel

Zum Abschluss möchte ich ein Fallbeispiel vorstellen, in dem verschiedene der hier aufgeführten Interventionen zur Anwendung kamen.

MARTIN und **SUSANNE** sind seit 25 Jahren verheiratet. Sie haben drei Kinder zwischen 23 und 18 Jahren, die ihr Leben selbstständig meistern. Beide sind berufstätig, Martin in Vollzeit, Susanne in Teilzeit. Sie lieben und schätzen einander und können sich aufeinander verlassen. Susanne ist die »Macherin« in ihrer Beziehung, organisiert die Ferien und Familienaktivitäten. Martin nimmt seine Arbeit sehr ernst, kommt oft müde nach Hause und sieht sich eher als den »Passiven«. Ihre Sexualität ist seit Jahren ein unerquickliches Thema. Sie hätten nur noch zweimal im Jahr Sex. Susannes Perspektive: »Ich bin frustriert und wenn es nach mir ginge, bräuchte ich keinen Sex mehr in meinem Leben. Aber ich weiß, dass es für Martin wichtig ist. Deshalb sind wir hier. – Ich komme schwer in meine Erregung, das weiß ich. Aber Martin kann mich da nicht abholen. Ich habe ihm auch schon erklärt, was er tun könnte. Aber er tut es nicht. Ich möchte, dass er mich als Person sieht, mich umwirbt und als seine Prinzessin behandelt. Wenn er in mich eindringt, dann geht's meistens schnell. Wenn er dann seinen Orgasmus hat, schläft er ein, und ich stehe da wie bestellt und nicht abgeholt. Lange habe ich ihm zuliebe mitgemacht und auf meinen Orgasmus verzichtet. Aber das geht nicht mehr. Ich kriege dann fast einen Ekel.« Martins Perspektive: »Beim Sex bin ich in einem anderen ›Mindset‹. Es ist doch normal, als Mann Lust auf Sex zu haben. Es wäre einfach schön, wenn Susanne das auch so hätte. So, dass wir beide Lust haben. Ja, ich werde dann schnell erregt und der Orgasmus ist mir wichtig. Dass ich dann müde einschlafe, dafür kann ich doch auch nichts. Ich habe es ja schon versucht, auf dich einzugehen, aber das hat nicht wirklich geklappt. Es tut mir leid, dass Susanne so unbefriedigt ist, aber was kann ich denn daran machen?«

Das Paar kommt mit dem Wunsch, dass sie beide wieder im Sex »zu ihrem Recht« kommen.

Sex war schon immer ein Thema in ihrer langen Beziehung. Nach den Kindern hätte sich Susanne gewünscht, dass Martin sich unterbinden (sterilisieren) lässt. Das kam aber für ihn nicht infrage. Er hätte sich dadurch seiner Männlichkeit beraubt gesehen.

Es zeigt sich, dass Martin in seiner Sexualität auf seinen funktionierenden Ablauf von Lust, Erregung und Orgasmus ausgerichtet ist. Ein Eingehen auf andere sexuelle Wünsche seiner Frau fällt ihm schwer. Er erlebt sich aber darin auch als erfolglos. Für Susanne sind die Enttäuschungen inzwischen so groß geworden, dass sie am liebsten den Sex verabschieden würde. Sie hat so viele Anläufe genommen und wenig hat sich verändert.

In der Therapie, die insgesamt sechs Sitzungen umfasste, wird unter Einbezug der Interventionen der »gemeinsamen erotischen Geschichte«, des »ISS« und insbesondere einer Haltung von Allparteilichkeit und Neutralität den Bedürfnissen beider Partner Platz gegeben. Die sexuelle Begegnung bedeutet für beide Partner einen besonderen Moment der Zweisamkeit. Susanne beschreibt, dass ihr zwar ein Orgasmus weniger wichtig ist, aber eine sinnliche Begegnung viel bedeutet. Für sie ist auch eine andere Umgebung stimulierend oder wenn sie sich in einer Bar treffen würden wie Fremde. Martin hört Susanne aufmerksam zu. Er meint, das habe er bisher nicht gewusst. Bei der Aufgabenstellung des ISS zeigen sich Ängste in Bezug auf die Offenlegung, aber beide entscheiden sich schließlich dafür. In ihrer Version entsteht die ideale sexuelle Situation dadurch, dass sie von der Außenwelt abgeschnitten sind und sich daraus unendlich viel Zeit für die sinnliche Begegnung ergibt. In seiner Szene, die er klar als Fantasie ansieht, wird er von mehreren Frauen sexuell »verwöhnt«.

Wiederholt wird Martins Männlichkeit zum Thema und seine damit einhergehende Unsicherheit, ob er Susannes Wünsche überhaupt erfüllen kann. Bisher war er von seinem eigenen Skript (Lust – Erregung – Orgasmus) ausgegangen und hatte es auf Susanne »übertragen«. In den gemeinsamen Gesprächen kann Martin sich mit einer neuen Perspektive auf seine Männlichkeit anfreunden und sich offener auf Susanne einstellen. Er spürt in den Gesprächen, wie es Susanne nicht »einfach ums Machen und den Orgasmus« geht. So kann er sich mit dem Gedanken vertraut machen, dass es im Sex weniger um das Ziel geht, einen Orgasmus zu haben, als vielmehr um die Begegnung miteinander in dem Moment selber. Susanne und Martin erleben, dass sie sexuell aufeinander eingehen können und sich dabei gesehen und gemeint fühlen. Ganz praktisch machen sie gar nichts spektakulär anderes, meinen sie am Ende, aber es fühle sich anders an. Und das tue ihnen gut.

Auf die Frage, was ihnen geholfen habe, sagt Susanne, dass sie sich als »normal« ansehen konnte. So konnte sie wieder erotische Fantasien und Gedanken zulassen. Für Martin war wichtig zu merken, dass »Sex etwas zwischen zwei Personen« ist. Und es sei mehr Begegnung als nur, einen Orgasmus zu bekommen.

Die Lösung sexueller Probleme liegt in erster Linie nicht in der Verbesserung des sexuellen Funktionierens, sondern in einer Akzeptanz der einzigartigen persönlichen sexuellen Identität: »So bin ich, und so zeige ich mich!«

Dank

Dieses Buch zu schreiben, wäre mir ohne die Unterstützung meines Mannes nicht möglich gewesen. Ihm gilt mein großer Dank für sein Mitdenken und ganz besonders seine Geduld. Meine Praxiskollegen und -kolleginnen haben mir mit ihren fachlichen Anregungen sehr geholfen. Die Diskussionen mit ihnen sind immer wieder spannend und schärfen mein Denken. Teil dieser Gemeinschaft zu sein, empfinde ich als großes Geschenk. Dank gilt zudem dem Herausgeber Hans Lieb. Er hat mir ein weiteres Mal die Realisierung dieses Buches anvertraut. Sein aufmerksames wie kritisches Lesen hat mich herausgefordert, noch präziser zu werden. Auf Veronika Licher durfte ich als Lektorin auch dieses Mal vertrauen. Und nicht vergessen möchte ich das gesamte Carl-Auer-Team und mich bedanken für die große Unterstützung in der Verwirklichung dieses Buches.

Ohne das Vertrauen all der Patienten, die im Laufe der Jahre Gäste in meiner Praxis waren, wäre aber auch dieses Buch nicht entstanden. Mit ihnen durfte ich lernen und lerne ich immer weiter. Ihnen gilt besonders mein tiefer Dank.

Helke Bruchhaus Steinert

Weitere Literaturtipps

Ahlers, C. J. (2015): Himmel auf Erden und Hölle im Kopf. Was Sexualität uns bedeutet. München (Goldmann).

Bendel, J. u. C. Fux (2021): Das Paar-Date. Miteinander über alles reden. Zofingen (Beobachter Edition), 4. Aufl.

Brochmann, N. u. E. Støkken Dahl (2018): Viva la Vagina. Alles über das weibliche Geschlecht. Frankfurt/M. (Fischer), 3. Aufl.

Bruchhaus Steinert, H. (2019): Sexualstörungen. (Störungen systemisch behandeln, Bd. 13). Heidelberg (Carl-Auer).

Clement, U. (2015): Guter Sex trotz Liebe. Berlin (Ullstein), 6. Aufl.

Eck, A. (2020): Sexuelle Fantasien in der Therapie. Göttingen (Vandenhoeck & Ruprecht).

Röder, M. (2022): Der kleine Sexretter. Unterschiedliches Verlangen und die drei Herzstücke langlebiger Erotik. Heidelberg (Carl-Auer).

Shiftan, D. (2018): Coming soon. Orgasmus ist Übungssache. München (Piper), 7. Aufl.

Sztenc, M. (2020): Klappt's? Vom Leistungssex zum Leistungsspiel – ein Übungsbuch für Männer. Stuttgart (Hirzel).

Gute Informationsbroschüren zu allgemeinen Themen rund um die Sexualität sind häufig im Kontext von Krebserkrankungen entstanden und über die Krebsligen, z. B. die schweizerische Krebsliga oder den Krebsinformationsdienst in Deutschland, zu beziehen:

»Männliche Sexualität bei Krebs«. Verfügbar unter: https://shop.krebsliga.ch/broschueren-infomaterial/leben-mit-krebs/koerperliche-veraenderungen/maennliche-sexualitaet-bei-krebs/ [3.5.2022].

»Weibliche Sexualität bei Krebs«. Verfügbar unter: https://shop.krebsliga.ch/broschueren-infomaterial/leben-mit-krebs/koerperliche-veraenderungen/weibliche-sexualitaet-bei-krebs/ [3.5.2022].

Empfehlenswerte Weblinks

»OMGYes«. Verfügbar unter: https://www.omgyes.com/de/ [3.5.2022].
Mithilfe von Interviews und Videos, anschaulichen und gut verständlichen Informationen werden verschiedenste Fragestellungen rund um die weibliche Sexualität lebensnah beschrieben.

https://doch-noch.de/
Vielseitig gestaltete Seite von Ann-Marlene Henning, einer deutschen Sexualtherapeutin, die zahlreiche Filme gemacht und Bücher geschrieben hat.

https://www.ziss.ch [3.5.2022].
Die offizielle Seite des Zürcher Instituts für klinische Sexologie & Sexualtherapie (ZISS), auf der der Sexocorporel-Ansatz erläutert wird.

https://www.pelvisuisse.ch/physiotherapeutische-beckenbodentherapie/
Informationen zum Beckenboden und Suchmöglichkeiten, um Fachpersonen für Beckenbodenphysiotherapie in der Schweiz zu finden.

https://www.beckenboden.com/de/
Informationen zu Beckenbodentraining, entsprechenden Kursen und diversen weiteren Angeboten in Deutschland.

Über die Autorin

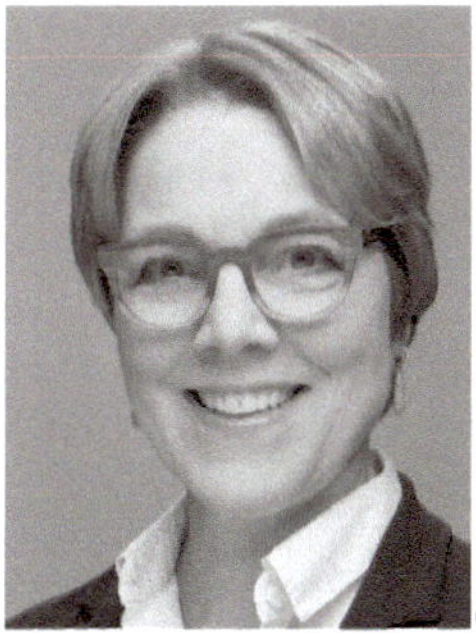

HELKE BRUCHHAUS STEINERT, Dr. med.; Fachärztin für Psychiatrie und Psychotherapie; Weiterbildungen in tiefenpsychologischer und systemischer Psychotherapie sowie in Sexualtherapie; seit 2003 in eigener Praxis niedergelassen; Sexualtherapeutin der Deutschen Gesellschaft für Sexualforschung (DGfS); Dozentin und Co-Leiterin des Studiengangs DAS Sexualmedizin/Sexualtherapie der Universität Basel; Dozentin an verschiedenen Instituten in Deutschland und der Schweiz zum Thema Paar- und Sexualtherapie; Mitglied des wissenschaftlichen Beirats der Fachzeitschrift Familiendynamik. Arbeitsgebiete und Schwerpunkte: Beziehungsthemen, Paartherapie, Sexualtherapie im Einzel- und Paarsetting, Sexualität im Alter, Affären.

Kontakt: www.helkebruchhaus.ch